神农本草经读

清·陈修园 著

韩素杰 点校

中国中医药出版社
·北京·

图书在版编目（CIP）数据

神农本草经读 /（清）陈修园著；韩素杰点校 .
北京 : 中国中医药出版社 , 2025. 3. --（中医师承学堂）.
ISBN 978-7-5132-9084-5

Ⅰ. R281.2

中国国家版本馆 CIP 数据核字第 20249RS354 号

中国中医药出版社出版

北京经济技术开发区科创十三街 31 号院二区 8 号楼
邮政编码　100176
传真　010-64405721
廊坊市佳艺印务有限公司印刷
各地新华书店经销

开本 710×1000　1/16　印张 7　字数 84 千字
2025 年 3 月第 1 版　2025 年 3 月第 1 次印刷
书号　ISBN 978-7-5132-9084-5

定价　30.00 元
网址　www.cptcm.com

服 务 热 线　010-64405510
购 书 热 线　010-89535836
维 权 打 假　010-64405753

微信服务号　zgzyycbs
微商城网址　https://kdt.im/LIdUGr
官 方 微 博　http://e.weibo.com/cptcm
天猫旗舰店网址　https://zgzyycbs.tmall.com

如有印装质量问题请与本社出版部联系（010-64405510）

校注说明

　　《神农本草经读》，清代名医陈修园编著，约成书于清嘉庆八年（1803），问世后多次翻刻，现存二十余种清代版本。今取善本校注整理，以清光绪二年（1876）南雅堂刻本为底本，以清敦厚堂刻本为主校本，以清道光渔古山房刻本为参校本，同时参考其他相关医籍进行校点。点校原则如下。

　　一、将原书繁体竖排改为横排，一律用简化字，现代标点。

　　二、底本中的双行小字，统一改为单行，字号较正文小一号。

　　三、凡底本中出现的俗写字、异体字、误字、通假字、避讳字等，均据文义径改为正字，不出校记。

　　四、凡底本有错、脱、衍、倒文，致文理不通、医理有误须辨明者，据校本改正并出注说明。凡底本不误而校本有误者，遵从底本，不改不注。

　　五、底本与校本文字不同，底本义胜者，不改不注；校本义胜者，据校本改正并出注；难以判定正误、可两存其义者，原文不动，出校以供对照。

　　六、底本引文虽有化裁，但不失原意者，不改不注；与原著不符者，改为原文，出校说明。

　　七、底本中部分药名沿用当时习用名称，如"黄柏"作"黄檗"、

"川芎"作"芎䓖"。

八、底本中医名词术语用字改为今通行之名，如"藏府"改为"脏腑"。

九、底本目录与正文内容不一者，互为增补，正文中单列标题。

十、原书各卷前有署名"闽吴航陈念祖修园甫著　男元豹道彪古愚、元犀道照灵石同校字"，一并删去。

点校者

2024 年 9 月

神农本草经读序

　　陈修园老友，精于岐黄之术，自负长沙后身，世医环而姗笑之。及遇危证，缰断桅横，万手齐束。修园往，脱冠几上，探手举脉，曰霍霍上耸，良久干笑曰：候本不奇，治之者扰之耳。主人曰：某名医。曰：误矣。曰：法本朱、张、王、李。曰：更误矣。天下岂有朱、张、王、李而能愈疾者乎？口吃吃然骂，手仡仡然书，方具，则又自批自赞自解，自起调刀圭火齐，促服之。服之，如其言。

　　尝以李时珍《纲目》为谫陋，著有《神农本草经注》六卷。其言简，其旨赅，其义奇而不骩于正。其钩深索隐也，玄之又玄，如李将军之画，不肯使一直笔。其扃辟奥启也，仍复明白坦易，如白香山诗句，虽灶下老妪，亦可与知。觕解不可解而后解，及其解之了，不异人也。可谓金心在中，银手如断矣。

　　出山后，敛抑才华。每诊一病，必半日许，才出一方，有难之者，其言讷讷然如不能出。

　　壬戌冬，回籍读礼，闭门谢客，复取旧著六卷中，遴其切用者一百余种，附以《别录》，分为四卷，俱从所以然处发挥，与旧著颇异，名曰《本草经读》。盖欲读经者，读于无字处也。修园为余言，所著尚有《伤寒论注》四卷，《重订柯注伤寒论》八卷，《重订活人百问》八卷，《金匮浅注》十六卷，《医医偶录》二卷，《医学从众录》八卷，

《真方歌括》二卷,《景岳新方砭》四卷,《伤寒论读》四卷,《金匮读》四卷,《医约》二卷,《医诀》三卷。虽依类立言,义各有取,要其阐抉古经之旨,多与此书相发明。暇日余将遍读焉。

嘉庆八年岁次昭阳大渊献皋月既望侯官愚弟蒋庆龄小榕氏序

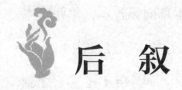

后　叙

　　上古圣人，仰观天之六气，俯察地之五行，辨草木金石禽兽之性，而合于人之五脏六腑十二经脉，著为《本草经》。词古义深，难于窥测。汉季张长沙《伤寒论》《金匮要略》多采中古遗方，用药之义悉遵《本经》，应验如响。自李唐而后，《千金》《外台》等书有验有不验者，盖与《本经》之旨有合有不合也。沿及宋元诸家，师心自用，药品日增，经义日晦，只云某药治某病，某病宜某药，因陋就简，愈趋愈下，而流毒之最甚者，莫如宋之雷敩，窃古圣之名，著为《炮制》，颠倒是非，不知《本经》为何物。洁古、日华、东垣辈因之，而东垣纯盗虚名，无稽臆说流传至今，无有非之者。李濒湖《纲目》卷帙浩繁，徒杂采世俗之说，以多为贵，不无喧客夺主之嫌。汪讱庵照《纲目》而约为《备要》，逐末忘本，不足道也。余友孝廉陈修园精通医学，起死回生，指不胜屈。前著有《本草经注》六卷，字栉句解，不遗剩义，缮本出，纸贵一时。兹复著《本草经读》四卷，视前著又高一格，俱从所以然处发挥，且以《内经》之旨，《金匮》《伤寒》之法融贯于中。一书堪为医林之全书，洵神农之功臣也！

余自髫年，以慈闱多病，矢志于医。因本草向无善本，集张隐庵、叶天士、陈修园三家之说，而附以管见，名为《本草经三注》，而集中唯修园之说最多。今得修园之《本草经读》，则余《三注》之刻，可以俟之异日矣。喜其书之成而为之序。

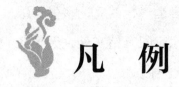

凡　例

一、明药性者，始自神农，而伊尹配合而为汤液。仲景《伤寒》《金匮》之方，即其遗书也。阐阴阳之秘，泄天地之藏，所以效如桴鼓。今人不敢用者，缘唐宋以后，诸家之臆说盛行，全违圣训，查对与经方所用之药不合，始疑之，终且毁之也。

二、《神农本草》药止三百六十品，字字精确，遵法用之，其效如神。自陶弘景以后，药味日多，而圣经日晦矣。张洁古、李东垣辈，分经专派。徐之才相须、相使、相恶、相反等法，皆小家伎俩，不足言也。是刻只录一百余种，其余不常用与不可得之品阙之。其注解俱遵原文，逐字疏发，经中不遗一字，经外不溢一辞。

三、是刻只录时用之药，其品第及字样不尽遵旧本。考陶隐居本草，有朱书、墨书之别：朱书为《神农本经》，墨书为《名医别录》。开宝间重定印本，易朱书为白字。兹因其近古而遵之。是刻遵古分上、中、下三品。《别录》等本，采附于后。

四、药性始于神农。用药者不读《本草经》，如士子进场作制艺，不知题目出于四子书也。渠辈亦云药性，大抵系《珍珠囊药性赋》《本草备要》及李时珍《本草纲目》之类，杂收众说，经旨反为其所掩，尚可云本草耶？

五、近传《本草崇原》，越之张隐庵著也；《本草经解》，吴之叶天士著也。二书超出诸群书之上。然隐庵专言运气，其立论多失于蹈虚，天士囿于时好，其立论多失于肤浅，而隐庵间有精实处，天士间有超脱处，则修园谢不敏矣，故兹刻多附二家之注。

六、上古以司岁备物，谓得天地之专精。如君相二火司岁，则收取姜、桂、附子之热类；如太阳寒水司岁，则收取黄芩、大黄之寒类；如太阴土气司岁，则收取芪、术、参、苓、山药、黄精之土类；如厥阴风木司岁，则收取羌活、防风、天麻、钩藤之风类；如阳明燥金司岁，则收取苍术、桑皮、半夏之燥类。盖得主岁之气以助之，则物之功力倍厚。中古之世，不能司岁备物，故用炮制以代天地之气，如制附子曰炮，助其热也；制苍术曰炒，助其燥也；制黄连以水浸，助其寒也。今人识见不及，每用相反之药而反制之，何异束缚手足而使之战斗哉？侣山堂之说最精，故节录之。

按：制药始于雷公，炮制荒谬，难以悉举。要知此人名敩，宋时人，非黄帝时之雷公也。

七、熟地黄、枸杞，取其润[1]也，市医炒松则上浮，烧灰则枯燥矣。附子、干姜，取其烈也，市医泡淡则力薄，炮黑则气浮矣。以及竹沥盐、咸枳实之类，皆庸医两可之见，不足责也。至于枣仁生则令人不眠，熟则令人熟睡；黄芪生用则托里发汗，炒熟则补中止汗；麦门冬不去心，令人烦躁；桑白皮不炒，大泻肺气之类，数百年相沿之陋，不得不急正之。

八、《本经》每药主治，不过三四证及六七证而止。古圣人洞悉所以然之妙，而得其专长，非若后世诸书之泛泛也。最陋是李时珍《纲目》，泛引杂说而无当，李士材、汪𬜯庵，每味必摘其所短，俱是臆

---

[1] 润：原文为"液"，据敦厚堂本改。

说，反启时辈聚讼纷纷。修园为活人计，不得不痛斥之。

九、神农尝草而作《本草经》，实无可考，其为开天明道之圣人所传，张仲景、华元化起而述之，陶隐居之说不诬也。汉时去古未远，二公为医中之杰，遵所闻而记之，谓非神农所著可也，谓为神农所著亦可也。

十、每药注解，必透发出所以然之妙，求与《内经》《难经》、仲圣等书字字吻合而后快。古云：群言淆乱衷于圣。愿同志者取法乎上。

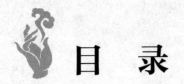

目　录

19

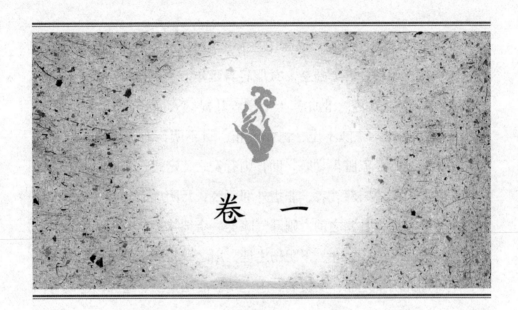

卷 一

上　品

人参

人参　气味甘、微寒，无毒。主补五脏，安精神，定魂魄，止惊悸，除邪气，明目，开心益智。久服轻身延年。

陈修园曰：《本经》止此三十七字。其提纲云主补五脏，以五脏属阴也。精神不安，魂魄不定，惊悸不止，目不明，心智不足，皆阴虚为亢阳所扰也。今五脏得甘寒之助，则有安之、定之、止之、明之、开之、益之之效矣。曰邪气者，非指外邪而言，乃阴虚而壮火食气，火即邪气也。今五脏得甘寒之助，则邪气除矣。余细味经文，无一字言及温补回阳。故仲景于汗、吐、下阴伤之证，用之以救津液。而一切回阳方中，绝不加此阴柔之品，反缓姜、附之功。故四逆汤、通脉四逆汤为回阳第一方，皆不用人参。而四逆加人参汤，以其利止亡血而加之也；茯苓四逆汤用之者，以其在汗、下之后也。今人辄云以人参回阳。此说倡自宋元以后，而大盛于薛立斋、张景岳、李士材辈，而李时珍《本草纲目》尤为杂沓。学者必于此等书焚去，方可与言医道。

仲景一百一十三方中，用人参者只有一十七方：新加汤、小柴胡汤、柴胡桂枝汤、半夏泻心汤、黄连汤、生姜泻心汤、旋覆代赭石汤、干姜黄连黄芩人参汤[1]、厚朴生姜半夏人参汤、桂枝人参汤、四逆加人

---

[1]　干姜黄连黄芩人参汤：《伤寒论》原文为"干姜黄芩黄连人参汤"。

参汤、茯苓四逆汤、吴茱萸汤、理中汤、白虎加人参汤、竹叶石膏汤、炙甘草汤，皆是因汗、吐、下之后，亡其阴津，取其救阴。如理中、吴茱萸汤，以刚燥剂中阳药太过，取人参甘寒之性，养阴配阳，以臻于中和之妙也。

又曰：自时珍之《纲目》盛行，而神农之《本草经》遂废。即如人参，《本经》明说微寒，时珍说生则寒，熟则温，附会之甚。盖药有一定之性，除是生捣取汁冷服，与蒸晒八九次，色味俱变者，颇有生熟之辨。若入煎剂，则生者亦熟矣。况寒热本属冰炭，岂一物蒸熟不蒸熟间，遂如许分别乎？尝考古圣用参之旨，原为扶生气安五脏起见。而为五脏之长，百脉之宗，司清浊之运化，为一身之橐龠者，肺也。人参惟微寒清肺，肺清则气旺，气旺则阴长而五脏安。古人所谓补阳者，即指其甘寒之用不助壮火以食气而言，非谓其性温补火也。

陶弘景谓功用同甘草，凡一切寒温补泻之剂，皆可共济成功。然甘草功兼阴阳，故《本经》云主五脏六腑。人参功专补阴，故《本经》云主五脏。仲景于咳嗽病去之者，亦以形寒饮冷之伤，非此阴寒之品所宜也。

黄芪

黄芪 气味甘、微温，无毒。主痈疽，久败疮，排脓止痛，大风癞疾，五痔鼠瘘，补虚，小儿百病。生用，盐水炒，酒炒，醋炒，蜜炙，白水炒。

陈修园曰：黄芪气微温，禀少阳之气，入胆与三焦；味甘无毒，禀太阴之味，入肺与脾。其主痈疽者，甘能解毒也。久败之疮，肌肉皮毛溃烂，必脓多而痛甚。黄芪入脾而主肌肉，入肺而主皮毛也。大风者，杀人之邪风也。黄芪入胆而助中正之气，俾神明不为风所乱；入三焦而助决渎之用，俾窍道不为风所壅；入脾而救受克之伤；入肺而制风木之动，所以主之。癫疾，又名大麻风，即风毒之甚也。五痔者，五种之痔疮，乃少阳与太阴之火陷于下，而此能举其陷。鼠瘘者，瘰疬之别名，乃胆经与三焦之火郁于上，而此能散其郁也。其曰补虚者，是总结上文诸症，久而致虚，此能补之，非泛言补益之品也。叶天士云：小儿稚阳也。稚阳为少阳，少阳生气，条达则不病，所以概主小儿百疾也。余细味经文，俱主表证而言，如六黄汤之寒以除热，热除则汗止；芪附汤之温以回阳，阳回则汗止；玉屏风散之散以驱风，风平则汗止。诸方皆借黄芪走表之力，领诸药而速达于表而止汗，非黄芪自能止汗也。诸家固表及生用发汗、炒用止汗等说，贻误千古，兹特正之。

白术附苍术

白术[1]　气味甘、温，无毒。主风寒湿痹，死肌，痉，疸，止汗，除热，消食。作煎饵，久服轻身，延年，不饥。仲景有赤术，即苍术也，功用略同，偏长于消导，汗多者大忌之。

陈修园曰：此为脾之正药。其曰风寒湿痹者，以风、寒、湿三气合而为痹也。三气杂至，以湿为主。死肌者，湿侵肌肉也；痉者，湿流关节也；疸者，湿郁而为热，热则发黄也；湿与热交蒸，则自汗而发热也；脾受湿则失其健运之常，斯食不能消也。白术功在除湿，所以主之。"作煎饵"三字另提，先圣大费苦心，以白术之功用在燥，而

---

[1]　白术：原文为"术"。据文义改。

所以妙处在于多脂。张隐庵云：土有湿气，始能灌溉四旁，如地得雨露，始能发生万物。

今以生术削去皮，急火炙令熟，则味甘温而质滋润，久服有延年不饥之效。可见今人炒燥、炒黑、土蒸、水漂等制，大失经旨。

甘草

甘草　气味甘、平，无毒。主五脏六腑寒热邪气，坚筋骨，长肌肉，倍气力，金疮尰，解毒。久服轻身延年。生用清火，炙用补中。

陈修园曰：物之味甘者，至甘草为极。甘主脾，脾为后天之本，五脏六腑皆受气焉。脏腑之本气，则为正气；外来寒热之气，则为邪气。正气旺，则邪气自退也。筋者，肝所主也；骨者，肾所主也；肌肉者，脾所主也；气者，肺所主也；力者，心所主也。但使脾气一盛，则五脏皆循环受益，而得其坚之、长之、倍之之效矣。金疮者，为刀斧所伤而成疮，疮甚而尰，脾得补而肉自满也。能解毒者，如毒物入土，则毒化也。土为万物之母，土健则轻身延年也。

薯蓣

薯蓣　气味甘、平，无毒。主伤中，补虚羸，除寒热邪气，补中，益气力，长肌肉，强阴。久服耳目聪明，轻身，不饥，延年。

陈修园曰：此药因唐代宗名蓣，避讳改为山药。山药气平入肺，味甘无毒入脾。脾为中州而统血，血者阴也，中之守也，唯能益血，故主伤中。伤中愈，则肌肉丰，故补虚羸。肺主气，气虚则寒邪生；脾统血，血虚则热邪生。血气充而寒热邪气除矣。脾主四肢，脾血足

5

则四肢健；肺主气，肺气充则气力倍也。且此物生捣，最多津液而稠黏，又能补肾而填精，精足则阴强。目明，耳聪，不饥，是脾血之旺；轻身，是肺气之充；延年，是夸其补益之效也。

凡上品，俱是寻常服食之物，非治病之药，故神农另提出"久服"二字。可见今人每取上品之药，如此物及人参、熟地、葳蕤、阿胶、菟丝子、沙苑蒺藜之类，合为一方，以治大病，误人无算。盖病不速去，元气日伤，伤极则死。凡上品之药，法宜久服，多则终身，少则数年，与五谷之养人相佐，以臻寿考。若大病而需用此药，如五谷为养脾第一品。脾虚之人，强令食谷，即可毕补脾之能事，有是理乎？然操此技者，未有不得盛名。薛立斋、张景岳、冯楚瞻辈倡之于前，而近日之东延西请日诊百人者无非是术，诚可慨也！

肉苁蓉

肉苁蓉 气味甘、微温，无毒。主五劳七伤，补中，除茎中寒热痛，养五脏，强阴，益精气，多子，妇人癥瘕。久服轻身。洗去甲用。

陈修园曰：肉苁蓉是马精落地所生，取治精虚者，同气相求之义也。凡五劳七伤，久而不愈，未有不伤其阴者。苁蓉补五脏之精，精足则阴足矣。茎中者，精之道路。精虚则寒热而痛，精足则痛已矣。又滑以去着。精生于五脏，而藏之于肾。精足则阳举，精坚令人多子矣。妇人癥瘕，皆由血瘀，精足则气充，气充则瘀行矣。叶天士注：癥瘕之治，谓其咸以软坚，滑以去着，温以散结，犹浅之乎测苁蓉也。

张隐庵曰：马为火畜，精属水阴。苁蓉感马精而生，其形似肉，气味甘温。盖禀少阴水火之气，而归于太阴坤土之药也。土性柔和，故有"从容"之名。

地黄附熟地黄

地黄　气味甘、寒，无毒。主折跌绝筋，伤中，逐血痹，填骨髓，长肌肉。作汤除寒热积聚，除痹，生者尤良。久服轻身不老。

参叶天士：地黄气寒，入足少阴肾经；味甘无毒，入足太阴脾经。气味重浊，阴也。阴者，中之守也。伤中者，守中真阴伤也。地黄甘寒，补中焦之精汁，所以主之。血痹者，血虚闭而不运也。地黄味甘以滋脾血，气寒以益肾气，气血行而闭者开矣。肾主骨，益肾则水足而骨髓充。脾主肌肉，润脾则土滋而肌肉丰也。作汤除寒热积聚者，汤者荡也，或寒或热之积聚，汤能荡之也。盖味甘可以缓急，性滑可以去着也。又曰除痹者，言不但逐血痹，更除皮肉筋骨之痹也。除皮肉筋骨之痹，则折跌绝筋亦可疗矣。久服轻身不老，以先后二天交接，元气与谷气俱纳也。生者尤良，谓其本性俱在也。

陈修园曰：地黄，《本经》名地髓，《尔雅》名苄，又名芑。唐以后九蒸九晒为熟地黄，苦味尽除，入于温补肾经丸剂颇为相宜，若入汤剂及养血凉血等方甚属不合。盖地黄专取其性凉而滑利流通，熟则腻滞不凉，全失其本性矣。徐灵胎辨之甚详，无何若辈竟执迷不悟也。

又曰：百病之极，穷必及肾。及肾，危证也。有大承气汤之急下法，有桃花汤之温固法，有四逆汤、白通汤之回阳法，有猪苓汤、黄连鸡子黄汤之救阴法，有真武汤之行水法，有附子汤之温补法，皆所以救其危也。张景岳自创邪说，以百病之生俱从肾治，误以《神农本经》上品服食之地黄，认为治病之药。《内经》云：五谷为养，五果为助，五菜为充，毒药攻邪。神农所列上品多服食之品，即五谷、五果、五菜之类也，玩"久服"二字可见。圣人药到病瘳，何以云久乎[1]？凡攻邪以去病，多取毒药。滋润胶黏，反引邪气敛藏于少阴而无出路，以后虽服姜、附不热，服芩、连不寒，服参、术不补，服硝、黄不下，其故何哉？盖以熟地黄之胶黏善着。女人有孕，服四物汤为主，随症加入攻破之药而不伤，以四物汤中之熟地黄能护胎也。知其护胎之功，便可悟其护邪之害。胶黏之性最善着物，如油入面，一着遂不能去也。凡遇有邪而误用此药者，百药不效。病家不咎其用熟地黄之害，反以为曾用熟地黄而犹不效者，定为败证，岂非景岳之造其孽哉？

天门冬

天门冬　气味苦、平，无毒。主诸暴风湿偏痹，强骨髓，杀三虫，去伏尸。久服轻身，益气，延年，不饥。

参：天门冬禀寒水之气，而上通于天，故有天冬之名。主治诸暴风湿偏痹者，言风湿之邪暴中于人身，而成半身不遂之偏痹。天冬禀水天之气，环转运行，故可治也。强骨髓者，得寒水之精也。三虫、伏尸皆湿热所化，天冬味苦可以祛湿，气平可以清热，湿热下逐，三尸、伏虫皆去也。太阳为诸阳主气，故久服轻身益气；天气通贯于地中，故延年不饥。

张隐庵曰：天、麦门冬，皆禀少阴水精之气。麦门冬禀水精而上通于阳明，天门冬禀水精而上通于太阳。夫冬主闭藏，门主开转，咸名门冬者，咸能开转闭藏而上达也。后人有天门冬补中有泻、麦门冬泻中有补之说，不知何处引来，良可叹也！

---

[1] 久乎：敦厚堂本为"久服"。

麦门冬

麦门冬　气味甘、平，无毒。主心腹结气，伤中伤饱[1]，胃脉绝，羸瘦短气。久服轻身，不老，不饥。

张隐庵曰：麦冬一本横生，根颗连络，有十二枚者，有十四枚者，有十五六枚者。盖合于人身之十二络，加任之屏翳、督之长强，为十四络；又加脾之大络名大包，共十五络；又加胃之大络名虚里，共十六络。唯圣人能体察之，用之以通脉络，并无"去心"二字。后人不详经义，不穷物理，相沿"去心"久矣。今特表正之。经云主心腹结气，伤中伤饱，胃络脉绝者，以麦冬根颗连络不断，能通达上下四旁，令结者解，伤者复，绝者续，皆借中心之贯通也。又主羸瘦短气者，补胃自能生肌，补肾自能纳气也。久服轻身不老不饥者，先天与后天俱足，斯体健而耐饥矣。《崇原》曰：麦冬气味甘平，质性柔润，凌冬青翠，盖禀少阴冬水之精，与阳明胃土相合。

又曰：凡物之凉者，其心必热，热者阴中之阳也。人但知去热，而不知用阳，得其阳而后能通阴中之气。

细辛

细辛　气味[2]辛、温，无毒。主咳逆上气，头痛脑动，百节拘挛，风湿痹痛，死肌。久服明目，利九窍，轻身，长年。

张隐庵曰：细辛气味辛温，一茎直上，其色赤黑，禀少阴泉下之

---

[1] 饱：原作"饥"，据《神农本草经》原文改。
[2] 气味：原作"味气"，据本书正文体例改。

水阴，而上交于太阳之药也。少阴为水脏，太阳为水腑，水气相通，行于皮毛，内合于肺。若循行失职，则病咳逆上气，而细辛能治之。太阳之脉，起于目内眦，从颠络脑，若循行失职，则病头痛脑动，而细辛亦能治之。太阳之气主皮毛，少阴之气主骨髓，少阴之气不合太阳，则风湿相侵，痹于筋骨，则为百节拘挛；痹于腠理，则为死肌，而细辛皆能治之。其所以能治之者，以气胜之也。久服明目利九窍者，水精之气濡于空窍也，九窍利则轻身而延年矣。

又曰：宋元佑陈承谓细辛单用末不可过一钱，多则气闭不通而死。近医多以此语忌用，而不知辛香之药岂能闭气，上品无毒之药何不可多用！方书之言，类此者不少。学者不善详察而遵信之，伊黄之门终身不能入矣。

柴胡

柴胡　气味苦、平，无毒。主心腹肠胃中结气，饮食积聚，寒热邪气，推陈致新。久服轻身，明目，益精。按：经文不言发汗，仲圣用至八两之多，可知性纯，不妨多服，功缓必须重用也。

叶天士曰：柴胡气平，禀天中正之气，味苦无毒，得地炎上之火味。胆者，中正之官、相火之府，所以独入足少阳胆经。气味轻升，阴中之阳，乃少阳也。其主心腹肠胃中结气者，心腹肠胃，五脏六腑也。脏腑共十二经，凡十一脏，皆取决于胆。柴胡轻清，升达胆气，胆气条达，则十一脏从之宣化，故心腹肠胃中凡有结气，皆能散之也。其主饮食积聚者，盖饮食入胃，散精于肝，肝之疏散又借少阳胆为生发之主也。柴胡升达胆气，则肝能散精，而饮食积聚自下矣。少阳经行半表半里，少阳受邪，邪并于阴则寒，邪并于阳则热。柴胡和解少阳，故主寒热之邪气也。

春气一至，万物俱新，柴胡得天地春升之性，入少阳以生气血，故主推陈致新也。久服清气上行，则阳气日强，所以身轻。五脏六腑之精华上奉，所以明目。清气上行，则阴气下降，所以益精。精者，阴气之英华也。

黄连

黄连　气味苦、寒，无毒。主热气，目痛，眦伤，泪出，明目，肠澼，腹痛，下痢，妇人阴中肿痛。久服令人不忘。

陈修园曰：黄连气寒，禀天冬寒之水气，入足少阴肾；味苦无毒，得地南方之火味，入手少阴心。气水而味火，一物同具，故能除水火相乱而为湿热之病。其云主热气者，除一切气分之热也。目痛，眦伤，泪出，不明，皆湿热在上之病；肠澼，腹痛，下痢，皆湿热在中之病；妇人阴中肿痛，为湿热在下之病。黄连除湿热，所以主之。久服令人不忘者，苦入心即能补心也。然苦为火之本味，以其味之苦而补之；而寒能胜火，即以其气之寒而泻之。千古唯仲景得《本经》之秘。《金匮》治心气不足而吐血者，取之以补心；《伤寒》寒热互结心下而痞满者，取之以泻心；厥阴之热气撞心者，合以乌梅；下利后重者，合以白头翁等法。真信而好古之圣人也。

防风

防风　气味甘、温，无毒。主大风，头眩痛，恶风，风邪目盲无所见，风行周身，骨节疼痛，身重[1]。久服轻身。

---

[1]　身重：原文无此二字，据陈修园注文补。

陈修园曰：防风气温，禀天春木之气而入肝，味甘无毒，得地中土之味而入脾。"主大风"三字提纲，详于巴戟天注，不赘。风伤阳位，则头痛而眩；风伤皮毛，则为恶风之风；邪风害空窍，则目盲无所见。风行周身者，经络之风也；骨节疼痛者，关节之风也；身重者，病风而不能跻捷也。防风之甘温发散，可以统主之，然温属春和之气，入肝而治风，尤妙在甘以入脾，培土以和木气，其用独神。此理证之易象，于剥复二卦而可悟焉。两土同崩则剥，故大病必顾脾胃；土木无忤则复，故病转必和肝脾。防风驱风之中，大有回生之力，李东垣竟目为卒伍卑贱之品，真门外汉也。

续断

续断　气味苦、微温，无毒。主伤寒，补不足，金疮，痈疡，折跌，续筋骨，妇人乳难。久服益气力。

参：此以形为治，续断有肉有筋，如人筋在肉中之象，而色带紫带黑，为肝肾之象。气味苦温，为少阴、阳明火土之气化。故寒伤于经络而能散之，痈疡结于经络而能疗之；折跌筋骨有伤，而能补不足，续其断绝；以及妇人乳难，而能通其滞而为乳。久服益气力者，亦强筋壮骨之功也。

牛膝

牛膝　气味苦、酸、平，无毒。主寒湿痿痹，四肢拘挛，膝痛不可屈伸，逐血气，伤热火烂，堕胎。久服轻身，耐老。

陈修园曰：牛膝气平，禀金气而入肺；味苦，得火味而入心包；

味酸，得木味而入肝。唯其入肺，则能通调水道而寒湿行，胃热清而
痿愈矣。唯其入肝，肝藏血而养筋，则拘挛可愈，膝亦不痛而能屈伸
矣。唯其入心包，苦能泄实，则血因气凝之病可逐也。苦能泻火，则
热汤之伤与火伤之烂可完也。苦味本伐生生之气，而又合以酸味，而
遂大申其涌泄之权，则胎无不堕矣。久服轻身耐老者，又统言其流通
血脉之功也。

巴戟天

巴戟天　气味甘、微温，无毒。主大风邪气，阴痿不起，强筋骨，
安五脏，补中，增志，益气。酒焙。

陈修园曰：巴戟天气微温，禀天春升之木气而入足厥阴肝；味辛
甘无毒，得地金土二味入足阳明燥金胃。虽气味有木土之分，而其用
则统归于温肝之内。佛经以风轮主持大地，即是此义。《本经》以"主
大风"三字提纲两见：一见于巴戟天，一见于防风。阴阳造化之机，
一言逗出。《金匮》云：风能生万物，亦能害万物。防风主除风之害，
巴戟天主得风之生，不得滑口读去。盖人居大块之中，乘气以行，鼻
息呼吸，不能顷刻去风。风即是气，风气通于肝。和风生人，疾风杀
人。其主大风者，谓其能化疾风为和风也。邪气者，五行正气不得风
而失其和。木无风则无以遂其条达之情，火无风则无以遂其炎上之性，
金无风则无以成其坚劲之体，水无风则潮不上，土无风则植不蕃。一
得巴戟天之用，则到处皆春而邪气去矣。邪气去而五脏安，自不待言
也。况肝之为言敢也，肝阳之气，行于宗筋而阴痿起；行于肾脏，肾
藏志而志增，肾主骨而骨强；行于脾脏，则震坤合德，土木不害而中
可补。"益气"二字，又总结通章之义。气即风也，逐而散之，风散即

为气散，生而亦死，益而和之，气和即为风和，死可回生。非明于生杀消长之道者，不可以语此。

叶天士云：淫羊藿治阴虚阴痿，巴戟天治阳虚阴痿。

石斛

石斛　气味甘、平，无毒。主伤中，除痹，下气，补五脏虚劳羸瘦，强阴益精。久服厚肠胃。

叶天士曰：石斛气平入肺，味甘无毒入脾。甘平为金土之气味，入足阳明胃、手阳明大肠。阴者，中之守也。阴虚则伤中，甘平益阴，故主伤中。痹者，脾病也，风、寒、湿三气而脾先受之。石斛甘能补脾，故能除痹。上气，肺病也，火气上逆则为气喘。石斛平能清肺，故能下气。五脏皆属于阴，而脾名至阴，为五脏之主。石斛补脾而荫及五脏，则五脏之虚劳自复，而肌肉之消瘦自生矣。阴者，宗筋也，精足则阴自强。精者，阴气之精华也，纳谷多而精自储。肠者，手阳明大肠也；胃者，足阳明胃也。阳明属燥金，久服甘平清润，则阳明不燥而肠胃厚矣。《新订》。

张隐庵曰：石斛生于石上，得水长生，是禀水石之专精而补肾；味甘色黄，不假土力，是夺中土之气化而补脾。斛乃量名，主出主入，能运行中土之气而愈诸病也。

泽泻

泽泻　气味甘、寒，无毒。主风寒湿痹，乳难，养五脏，益气力，肥健，消水。久服耳目聪明，不饥，延年，轻身，面生光，能行水上。

陈修园曰：泽泻气寒，水之气也；味甘无毒，土之味也。生于水而上升，能启水阴之气上滋中土也。其主风寒湿痹者，三气以湿为主，此能启水气上行而复下，其痹即从水气而化矣。其主乳难者，能滋水精于中土而为汁也。其主"养五脏，益气力，肥健"等句，以五脏主藏阴，而脾为五脏之原，一得水精之气则能灌溉四旁，俾五脏循环而受益，不特肥健、消水、不饥，见本脏之功，而肺得水精之气而气益，心得水精之气而力益，肝得水精之气而目明，肾得水精之气而耳聪，且形得水精之气而全体轻，色得水精之气而面生光泽，一生得水精之气而延年。所以然者，久服之功，能行在下之水而使之上也。此物形圆，一茎直上，无下行之性，故其功效如此。今人以盐水拌炒，则反掣其肘矣。

五味子

五味子 气味酸、温，无毒。主益气，咳逆上气，劳伤羸瘦，补不足，强阴，益男子精。

陈修园曰：五味子气温味酸，得东方生长之气而主风。人在风中而不见风，犹鱼在水而不见水。人之鼻息出入，顷刻离风则死。可知人之所以生者，风也。风气通于肝，即人身之木气。庄子云：野马也，尘埃也，生物之息以相吹也。"息"字有二义：一曰生息，一曰休息。五味子温以遂木气之发荣，酸以敛木气之归根。生息、休息，皆所以益其生生不穷之气。倘其气不治治，安也，咳逆上气者，风木挟火气而乘金也，为劳伤，为羸瘦，为阴痿，为精虚者，则《金匮》所谓虚劳诸不足，风气百疾是也。风气通于肝，先圣提出虚劳大眼目，惜后人不能申明其义。五味子益气中大具开阖升降之妙，所以概主之也。唐宋以下诸家有谓其具五味而兼治五脏者，有谓其酸以敛肺，色黑入肾，核似肾而补肾者，想当然之说，究非定论也。然肝治五脏，得其生气而安，为《本经》言外之正旨，仲景佐以干姜，助其温气。俾气与味相得而益彰，是补天手段。

薏苡仁

薏苡仁　气味甘、微寒，无毒。主筋急拘挛，不可屈伸，久风湿痹，下气。久服轻身，益气。

陈修园曰：薏苡仁夏长秋成，味甘色白，禀阳明金土之精。金能制风，土能胜湿，故治以上诸症。久服轻身益气者，以湿行则脾健而身轻，金清则肺治而气益也。

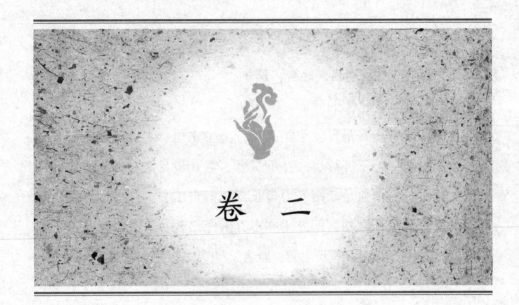

卷 二

上　品

菟丝子

菟丝子　气味辛、平，无毒。主续绝伤，补不足，益气力，肥健人，汁去面䵟。久服明目，轻身，延年。

陈修园曰：菟丝气平禀金气，味辛得金味，肺药也。然其用在肾而不在肺，子中脂膏最足，绝类人精，金生水也。主续绝伤者，子中脂膏如丝不断，善于补续也。补不足者，取其最足之脂膏，以填补其不足之精血也。精血足，则气力自长，肥健自增矣。汁去面䵟者，言不独内服得其填补之功，即外用亦得其滑泽之效也。久服，肾水足则目明，肾气壮则身轻。华元化云：肾者，性命之根也。肾得补则延年。

葳蕤

葳蕤　气味甘、平，无毒。主中风暴热，不能动摇，跌筋结肉，诸不足。久服去面黑䵟，好颜色，润泽，轻身，不老。

张隐庵曰：葳蕤气味甘平，质多津液，禀太阴湿土之精以资中焦之汁。主中风暴热不能摇动者，以津液为邪热所烁也。跌筋者，筋不柔和也。结肉者，肉无膏泽也。诸不足者，申明以上诸症皆属津液不足也。久服则津液充满，故去面上之黑䵟，好颜色而肌肤润泽，且轻身不老也。

又曰：阴柔之药岂堪重用？古人除治风热以外，绝不收用。自李时珍有不寒不燥用代参芪之说，时医信为补剂，虚证仗此，百无一生，咎其谁职耶？

沙参

沙参　气味苦、微寒，无毒。主血结，惊气，除寒热，补中，益肺气。

参叶天士：沙参气微寒，禀水气而入肾；味苦无毒，得火味而入心。谓其得水气，以泻心火之有余也。心火亢，则所主之血不行而为结，而味之苦可以攻之。心火亢，则所藏之神不宁而生惊，而气之寒可以平之。心火禀炎上之性，火郁则寒，火发则热，而苦寒能清心火，故能除寒热也。阴者，所以守中者也，苦寒益阴，所以补中。补中则金得土生，又无火克，所以益肺气也。

远志

远志　气味苦、温，无毒。主咳逆伤中，补不足，除邪气，利九窍，益智慧，耳目聪明，不忘，强志，倍力。久服轻身不老。

按：远志气温，禀厥阴风木之气，入手厥阴心包；味苦，得少阴君火之味，入手少阴心。然心包为相火，而主之者心也。火不刑金，则咳逆之病愈；火归土中，则伤中之病愈。主明则下安，安则不外兴利除弊两大事，即"补不足，除邪气"之说也。心为一身之主宰，凡九窍耳目之类，无一不待其使令。今得远志以补之，则九窍利，智慧益，耳聪目明，善记不忘，志强力壮。所谓天君泰，百体从令者此也。

又云"久服轻身不老"者，即《内经》所谓"主明则下安，以此养生则寿"之说也。夫曰养生，曰久服，言其为服食之品，不可以之治病，故经方中绝无此味。今人喜服药丸为补养，久则增气而成病。唯以补心之药为主，又以四脏之药为佐。如四方诸侯皆出所有以贡天子，即乾纲克振，天下皆宁之道也。诸药皆偏，唯专于补心则不偏。抱朴子谓陵阳子仲服远志二十七年，有子三十七人，开书所视，记而不忘，著其久服之效也。若以之治病，则大失经旨矣。

菖蒲

菖蒲　气味辛、温，无毒。主风寒湿痹，咳逆上气，开心孔，补五脏，通九窍，明耳目，出音声，主耳聋，痈疮，温肠胃，止小便利。久服轻身，不忘，不迷惑，延年，益心智，高志不老。

陈修园曰：菖蒲性用略同远志，但彼苦而此辛，且生于水石之中，得太阳寒水之气。其味辛，合于肺金而主表；其气温，合于心包络之经，通于君火而主神。其主风寒湿痹、咳逆上气者，从肺驱邪以解表也。"开心窍"至末句，皆言补心之效，其功同于远志。声音不出，此能入心而转舌，入肺以开窍也。疮痈为心火，而此能宁之。心火下济而光明，故能温肠胃而止小便利也。但菖蒲禀水精之气，外通九窍，内濡五脏，其性自下以行于上，与远志自上以行于下者有别。

赤箭附天麻

赤箭　气味辛、温，无毒。主杀鬼精物，蛊毒，恶风。久服益气力，长阴，肥健。

张隐庵曰：赤箭气味辛温，其根名天麻者，气味甘平。盖赤箭辛温属金，金能制风，而有弧矢之威，故主杀鬼精物。天麻甘平属土，土能胜湿，而居五运之中，故能治蛊毒恶风。天麻形如芋魁[1]，有游子十二枚周环之，以仿十二辰。十二子在外，应六气之司天，天麻如皇极之居中，得气运之全。故功同五芝，力倍五参，为仙家服食上品，是以久服益气力，长阴，肥健。

李时珍曰：补益上药，天麻第一。世人止用之治风，良可惜也！

车前子

车前子　气味甘、寒，无毒。主气癃，止痛，利水道，通小便，除湿痹。久服轻身耐老。

张隐庵曰：车前草，《本经》名当道，《毛诗》名芣苢。

乾坤有动静，夫坤其静也翕，其动也辟。车前好生道旁，虽牛马践踏不死。盖得土气之用，动而不静者也。气癃，膀胱之气闭也，闭则痛，痛则水道不利。车前得土气之用，土气行则水道亦行而不癃，不癃则不痛，而小便长矣。土气行则湿邪散，湿邪散则湿痹自除矣。久服土气升而水气布，故能轻身耐老。

《神仙服食经》云：车前，雷之精也，震为雷为长男。《诗》言：采采芣苢。亦欲妊娠而生男也。

---

[1] 芋魁：即芋头。

羌活附独活辩

羌活　气味苦、甘、辛，无毒。主风寒所击，金疮，止痛，奔豚，痫痉，女子疝瘕。久服轻身耐老。一名独活。

陈修园曰：羌活气平，禀金气而入肺；味苦甘无毒，得火味而入心，得土味而入脾。其主风寒所击者，入肺以御皮毛之风寒，入脾以御肌肉之风寒，入心助太阳之气以御营卫之风寒也。其主金疮止痛者，亦和营卫、长肌肉、完皮毛之功也。奔豚乃水气上凌心火，此能入肺以降其逆，补土以制其水，入心以扶心火之衰，所以主之。痫痉者，木动则生风，风动则挟木势而害土，土病则聚液而成痰，痰迸于心则为痉为痫。此物禀金气以制风，得土味而补脾，得火味以宁心，所以主之。女子疝瘕，多经行后血假风湿而成。此能入肝以平风，入脾以胜湿，入心而主宰血脉之流行，所以主之。久服轻身耐老者，著其扶阳之效也。

张隐庵曰：此物生苗，一茎直上，有风不动，无风自动，故名独活。后人以独活而出于西羌者，名羌活；出于中国，处处有者，名独活。今观肆中所市，竟是二种。有云羌活主上，独活主下，是不可解也。

升麻

升麻　气味甘、平、苦、微寒，无毒。主解百毒，杀百精老物殃鬼，辟瘟疫瘴气邪气，蛊毒入口皆吐出，中恶腹痛，时气毒疬，头痛寒热，风肿诸毒，喉痛口疮。久服不夭，轻身延年。

张隐庵曰：升麻气味甘、苦、平，甘者土也，苦者火也，主从中土而达太阳之气，太阳标阳本寒，故微寒。盖太阳禀寒水之气而行于肤表，如天气之下连于水也。太阳在上，则天日当空，光明清湛。清湛故主解百毒，光明故杀百精老物殃鬼。太阳之气行于肤表，故辟瘟疫瘴气邪气。太阳之气行于地中，故蛊毒入口皆吐出；治蛊毒，则中恶腹痛自除。辟瘟疫瘴气邪气，则时气毒疠、头痛寒热自散。寒水之气滋于外而济于上，故治风肿诸毒、喉痛口疮。久服则阴精上滋，故不夭；阳气盛，故轻身；阴阳充足，则长年矣。

尝考凡物纹如车辐者，皆有升转循环之用。防风、秦艽、乌药、防己、木通、升麻，皆纹如车辐，而升麻更觉空通，所以升转甚捷也。

茵陈

茵陈[1]　气味苦、平、微寒，无毒。主风湿寒热邪气，热结黄疸。久服轻身，益气，耐老，面白悦，长年。白兔食之，仙。

张隐庵曰：经云：春三月，此为发陈。茵陈因旧苗而春生。盖因冬令水寒之气，而具阳春生发之机。主治风湿寒热邪气，得生阳之气，则外邪自散也。结热黄疸，得水寒之气，则内热自除也。久服则生阳上升，故轻身益气耐老。因陈而生新，故面白悦，长年。兔乃纯阴之物，喜食阳春之气，故白兔食之成仙。

---

[1]　茵陈：原作"茵陈蒿"。

23

菊花

菊花[1]　气味苦、平，无毒。主诸风头眩肿痛，目欲脱，泪出，皮肤死肌，恶风，湿痹。久服利血气，轻身，耐老，延年。

徐灵胎曰：凡芳香之物，皆能治头目肌表之疾。但香则无不辛燥者，惟菊得天地秋金清肃之气而不甚燥烈，故于头目风火之疾尤宜焉。

龙胆

龙胆　气味苦、涩、大寒，无毒。主骨间寒热，惊痫邪气，续绝伤，定五脏，杀蛊毒。

张隐庵曰：龙乃东方之神，胆主少阳甲木，苦走骨，故主骨间寒热；涩类酸，故除惊痫邪气。胆主骨，肝主筋，故续绝伤。五脏六腑皆取决于胆，故定五脏。山下有风曰蛊，风气升而蛊毒自杀矣。

紫苏附子、梗、旁小枝

紫苏　气味辛、微温，无毒。主下气，杀谷除饮食，辟口臭，去邪毒，辟恶气。久服通神明，轻身，耐老。

述：紫苏气微温，禀天之春气而入肝；味辛，得地之金味而入肺。主下气者，肺行其治节之令也。杀谷除饮食者，气温达肝，肝疏畅而脾亦健运也。辟口臭、去邪毒、辟恶气者，辛中带香，香为天地之正

---

[1]　菊花：原作"甘菊花"。

气，香能胜臭，即能解毒，即能胜邪也。久服则气爽神清，故通神明，轻身耐老。其子下气尤速。其梗下气宽胀，治噎膈、反胃，止心痛。旁小枝通十二经关窍脉络。

藕实、茎

藕实、茎　气味甘、平。主补中养神，益气力，除百疾。久服轻身，耐老，不饥，延年。

鸡头实

鸡头实　气味甘、平。主湿痹，腰脊膝痛，补中，除暴疾，益精气，强志，令耳目聪明。久服轻身，不饥，耐老，神仙。

黑芝麻

黑芝麻　气味甘、平，无毒。主伤中虚羸，补五内，益气力，生长肌肉，填髓脑。久服轻身，不老。色黑者良。

益母草子[1]

益母草子　气味辛、甘、微温，无毒。主明目益精，除水气。久服轻身。今人奉为女科专药，往往误事，且其独具之长反掩。

---

［1］益母草子：原作"益母花子"，据敦厚堂本改。下文同。《神农本草经》为茺蔚子。

茜草

茜草　气味苦、寒，无毒。主寒湿风痹，黄疸，补中。

陈修园曰：气味苦寒者，得少阴之气化也。风、寒、湿三气合而为痹，而此能入手足少阴，俾上下交通而旋转，则痹自愈矣。上下交通则中土自和，斯有补中之效矣。中土和则湿热之气自化，而黄疸愈矣。又《素问》以芦茹一两、乌贼鱼骨四两，丸以雀卵，饮以鲍鱼汁，治气竭肝伤、脱血、血枯，妇人血枯经闭，丈夫阴痿精伤，名曰四乌贼骨一芦茹丸。芦茹即茜草也，亦取其入少阴以生血，补中宫以统血。汁可染绛，似血而能行血欤。后人以此三味入乌骨白丝毛鸡腹内，以陈酒、童便煮烂，烘干为丸。以百劳水下五七十丸，治妇人倒经血溢于上，男子咳嗽吐血，左手关脉弦，背上畏寒有瘀血者。

茯苓

茯苓　气味甘、平，无毒。主胸胁逆气，忧恚惊邪恐悸，心下结痛，寒热烦满，咳逆，口焦舌干，利小便。久服安魂养神，不饥，延年。

陈修园曰：茯苓气平入肺，味甘入脾。肺能通调，脾能转输，其功皆在于"利小便"一语。胸为肺之部位，胁为肝之部位，其气上逆则忧恚惊邪恐悸，七情之用因而弗调。心下为太阳之部位，水邪停留则结痛，水气不化则烦满，凌于太阴则咳逆，客于营卫则发热恶寒，内有宿饮则津液不升，为口焦舌干。唯得小便一利，则水行而气化，诸疾俱愈矣。久服安魂养神、不饥、延年者，以肺金为天，脾土为地，位一身之天地，而明其上下交和之效也。

猪苓

猪苓　气味甘，平，无毒。主痎疟，解毒，蛊疰不祥，利水道。久服轻身耐老。

陈修园曰：猪苓气平，禀金气而入肺；味甘无毒，得土味而入脾。肺主治节，脾主转输，所以能利水道。又考此物，出土时带甘，久则淡然无味，无味则归于膀胱。膀胱为太阳，其说有二：一曰经络之太阳，一曰六气之太阳。何谓经络之太阳？其腑在下而主水，得上焦肺气之化，中焦脾气之运，则下焦愈治。所谓上焦如雾、中焦如沤、下焦如渎，俾决渎之用行于州都，则州都中自有云行雨施之景象，利水如神，有由来也，且不独利水道也。六气之太阳名曰巨阳，应天道居高而卫外，乃心君之藩篱也。凡风寒初感，无非先入太阳之界，治不得法，则留于膜原而为疟，久则为痎。即伤寒杂病似疟非疟者，皆在此例。但得猪苓之通利水道，水行气化，水精四布，溱溱汗出，则营卫和而诸邪俱解。仲景五苓散、桂枝去桂加茯苓白术汤非于此得其悟机乎？若阳明之渴欲饮水、小便不利，少阴之咳呕而渴、心烦不眠、热疟，多兼此症。总于利水道中，布达太阳之气，使天水循环，滋其枯燥，即仲景猪苓汤之义也。且太阳为天，光明清湛，清湛则诸毒可解，光明则蛊疰不祥自除。又云久服轻身耐老者，溺得阳气之化而始长，溺出不能远射，阳气衰于下也；溺出及溺已时头摇者，头为诸阳之会，从下以验其上之衰也。此皆老态，得猪苓助太阳之气而可耐之。然此特圣人开太阳之治法，非谓猪苓之平淡可赖也。

牡桂即桂枝、薄桂皮

牡桂　气味辛、温，无毒。主上气咳逆，结气喉痹，吐吸，利关节，补中益气。久服通神，轻身，不老。

牡，阳也。牡桂者，即今之桂枝、桂皮也。菌，根也。菌桂即今之肉桂、厚桂也。然生发之机在枝干，故仲景方中所用俱是桂枝，即牡桂也。时医以桂枝发表，禁不敢用，而所用肉桂，又必刻意求备，皆是为施治不愈，卸罪巧法。

张隐庵曰：桂木凌冬不凋，气味辛温，其色紫赤，水中所生之木火也。肺肾不交，则为上气咳逆之症。桂启水中之生阳，上交于肺，则上气平而咳逆除矣。结气喉痹者，三焦之气不行于肌腠，则结气而为喉痹。桂禀少阳之木气，通利三焦，则结气通而喉痹可治矣。吐吸者，吸不归根即吐出也。桂能引下气与上气相接，则吸入之气直至丹田而后出，故治吐吸也。关节者，两肘、两腋、两髀、两腘皆机关之室，周身三百六十五节，皆神气之周行。桂助君火之气，使心主之神而出入于机关，游行于骨节，故利关节也。补中益气者，补中焦而益上下之气也。久服则阳气盛而光明，故通神明。三焦通会元真于肌腠，故轻身不老。

徐忠可曰：近来肾气丸、十全大补汤俱用肉桂，盖杂温暖于滋阴药中，故无碍。至桂枝汤，因作伤寒首方，又因有春夏禁用桂枝之说，后人除有汗发热恶寒一症，他症即不用，甚至春夏则更守禁药不敢用矣。不知古人用桂枝，取其宣通血气，为诸药向导。即肾气丸古亦用桂枝[1]，其意不止于温下也。他如《金匮》论虚损十方，而七方用桂

---

[1]　桂枝：原文为"枝"，据上下文改。

枝。孕妇用桂枝汤安胎；又桂苓丸去癥；产后中风面赤，桂枝、附子、竹叶并用；产后乳子烦乱、呕逆，用竹皮大丸内加桂枝治热烦；又附方于建中加当归为内补。然则，桂枝岂非通用之药？若肉桂则性热下达，非下焦虚寒者不可用，而人反以为通用，宜其用之而多误矣。余自究心《金匮》以后，其用桂枝取效，变幻出奇，不可方物，聊一拈出以破时人之惑。

陈修园曰：《金匮》谓气短有微饮，宜从小便去之，桂苓甘术汤主之，肾气丸亦主之。喻嘉言注：呼气短，宜用桂苓甘术汤以化太阳之气；吸气短，宜用肾气丸以纳少阴之气。二方俱借桂枝之力，市医不晓也。第桂枝为上品之药，此时却塞于遇，而善用桂枝之人亦与之同病。癸亥岁，司马某公之媳，孀居数载，性好静，长日闭户独坐，得咳嗽病，服生地、麦冬、百合之类，一年余不效。延余诊之，脉细小而弦紧，纯是阴霾四布、水气滔天之象，断为水饮咳嗽，此时若不急治，半月后水肿一作，卢扁莫何！言之未免过激，诊一次后，即不复与商。嗣肿病大作，医者用槟榔、牵牛、葶苈子、厚朴、大腹皮、萝卜子为主，如焦白术、熟地炭、肉桂、附子、茯苓、车前子、牛膝、当归、芍药、海金沙、泽泻、木通、赤豆、商陆、猪苓、枳壳之类，出入加减。计服二个月，其肿全消，人瘦如柴，下午气陷脚肿，次早亦消，见食则呕，冷汗时出，子午二时，烦躁不宁，咳嗽辄晕。医家以肿退为效，而病人时觉气散不能自支。又数日，大汗，呕逆，气喘欲绝。又延余诊之，脉如吹毛，指甲暗，四肢厥冷。余惊问其少君曰：前此直言获咎，以致今日病不可为，余实不能辞其责也。但尊大人于庚申夏间将入都，沾恙一月，余进药三剂痊愈，迄今三载，尚守服旧方，精神逾健，岂遂忘耶？兹两次遵命而来，未准一见，此证已束手无策，未知有何面谕？渠少君云：但求气喘略平。所以然者，非人力

卷二

29

也。余不得已，以《金匮》桂苓甘术汤小剂应之茯苓二钱，白术、桂枝、炙甘草各一钱。次日又延，余知术拙不能为力，固辞之，别延医治。后一日殁。旋闻医辈私议，桂苓甘术汤为发表之剂，于前证不宜。夫桂苓甘术汤岂发表剂哉？只缘汤中之桂枝一味由来被谤，余用桂枝，宜其招谤也。噫！桂枝之屈于不知己，将何时得以大申其用哉？

桂枝性用，自唐宋以后，罕有明其旨。叔父引张隐庵之注，字字精确，又引徐忠可之论，透发无遗。附录近日治案，几于痛哭垂涕而道之。其活人无己之心，溢于笔墨之外。吾知桂枝之功用，从此大彰矣！又按：仲景书"桂枝"条下，有"去皮"二字，叶天士《医林指月》[1]方中每用桂枝木，甚觉可笑。盖仲景所用之桂枝，只取梢尖嫩枝，内外如一，若有皮骨者去之，非去枝上之皮也。诸书多未言及，特补之。受业侄凤腾、鸣岐注。

菌桂

菌桂　气味辛、温，无毒。主百病，养精神，和颜色，为诸药先聘通使。久服轻身不老，面生光华，媚好常如童子。

陈修园曰：性用同牡桂。养精神者，内能通达脏腑也；和颜色者，外能通利血脉也；为诸药先聘通使者，辛香能分达于经络，故主百病也。与牡桂有轻重之分、上下之别。凡阴邪盛与药相拒者，非此不能入。

---

[1]《医林指月》：疑应为《临证指南医案》，《医林指月》为清代王琦辑录前人的十二种医书。

橘皮附橘皮酱

橘皮 气味苦辛、温，无毒。主胸中瘕热逆气，利水谷。久服去臭，下气通神。

陈修园曰：橘皮气温，禀春气而入肝，味苦入心，味辛入肺。胸中为肺之部位，唯其入肺，所以主胸中之瘕热逆气。疏泄为肝之专长，唯其入肝，所以能利水谷。心为君主之官，唯其入心，则君火明而浊阴之臭气自去。又推其所以得效之神者，皆其下气之功也。总结上三句，古人多误解。

又曰：橘皮筋膜似脉络，皮形似肌肉，宗眼似毛孔。人之伤风咳嗽，不外肺经。肺主皮毛，风之伤人，先于皮毛，次入经络而渐深。治以橘皮之苦以降气，辛以发散，俾从脾胃之大络，而外转于肌肉毛孔之外，微微从汗而解也。若削去筋膜，只留外皮，名曰橘红，意欲解肌止嗽，不知汗本由内而外，岂能离肌肉经络而直走于外？雷敩去白、留白之分，东垣因之，何不通之甚也！至于以橘皮制造为酱，更属无知妄作。查其制法：橘皮用水煮三次极烂，嚼之无辛苦味，晒干，外用甘草、麦冬、青盐、乌梅、玄明粉、硼砂，熬浓汁浸晒多次，以汁干为度，又以人参、贝母研末拌匀，收贮数月后用之。据云能化痰疗嗽，顺气止渴生津，而不知全失橘皮之功用。橘皮治嗽，妙在辛以散之，今以乌梅之酸收乱之；橘皮顺气，妙在苦以降之，今以麦冬、人参、甘草之甘壅乱之；橘皮妙在温燥，故能去痰宽胀，今以贝母、麦冬、玄明、硼砂、青盐之咸寒乱之。试问橘皮之本色何在乎？余尝究俗人喜服之由，总由入口之时得甘酸之味，则满口生津；得咸寒之性，则坚痰暂化，一时有验，彼此相传，而阴被其害者不少也。法制半夏，亦用此药浸造，罨发黄衣收贮，贻害则一。

枸杞

枸杞　气味苦、寒，无毒。主五内邪气，热中消渴，周痹风湿。久服坚筋骨，轻身不老，耐寒暑。

陈修园曰：枸杞气寒，禀水气而入肾；味苦无毒，得火味而入心。五内，即五脏。五脏为藏阴之地，热气伤阴即为邪气，邪气伏于中则为热中，热中则津液不足，内不能滋润脏腑而为消渴，外不能灌溉经络而为周痹。热甚则生风，热郁则成湿，种种相因，唯枸杞之苦寒清热可以统主之。"久服坚筋骨，轻身不老，耐寒暑"三句，则又申言其心肾交补之功，以肾字从坚，补之即所以坚之也。坚则身健而轻，自忘老态。况肾水足可以耐暑，心火宁可以耐寒，洵为服食之上剂。然"苦寒"二字，《本经》概根、苗、花、子而言。若单论其子，严冬霜雪之中，红润可爱，是禀少阴水精之气兼少阴君火之化，为补养心肾之良药，但性缓不可以治大病、急病耳。

木香

木香　气味辛、温，无毒。主邪气，辟毒疫温鬼，强志，主淋露。久服不梦寤魇寐。

张隐庵曰：木香其数五，气味辛温，上彻九天，禀手足太阴天地之气化，主交感天地之气，上下相通。治邪气者，地气四散也。辟毒疫温鬼者，天气光明也。强志者，天生水，水生则肾志强。主淋露者，地气上腾，气腾则淋露降。天地交感，则阴阳和，开阖利，故久服不梦寤魇寐。梦寤者，寤中之梦；魇寐者，寐中之魇也。

杜仲

杜仲　气味辛、平，无毒。主腰膝痛，补中益精气，坚筋骨，强志，除阴下痒湿，小便余沥。久服轻身耐老。

参张隐庵：杜仲气味辛平，得金之气味，而其皮黑色而属水，是禀阳明、少阴金水之精气而为用也。腰为肾府，少阴主之，膝属大筋，阳明主之，杜仲禀少阴、阳明之气，故腰膝之痛可治也。补中者，补阳明之中土也。益精者，益少阴之精气也。坚筋骨者，坚阳明所属之筋，少阴所主之骨也。强志者，肾藏志，肾气得补而壮，气壮而志自强也。阳明燥气下行，故除阴下痒湿，小便余沥也。久服则金水相生，精气充足，故轻身耐老也。

桑根白皮

桑根白皮　气味甘、寒，无毒。主伤中，五劳六极，羸瘦，崩中绝脉，补虚益气。旧本列为中品，今从《崇原》。

叶天士曰：桑皮气寒，禀水气而入肾；味甘无毒，得土味而入脾。中者，中州脾也。脾为阴气之原，热则中伤，桑皮甘寒，故主伤中。五劳者，五脏劳伤真气也；六极者，六腑之气虚极也。脏腑俱虚，所以肌肉削而羸瘦也。其主之者，桑皮甘以固脾气而补不足，寒以清内热而退火邪，邪气退而脾阴充。脾主肌肉，自然肌肉丰而劳极愈矣。崩中者，血脱也。脉者，血之府。血脱故脉绝不来也。脾统血而为阴气之原，甘能益脾，所以主崩中绝脉也。火与元气势不两立，气寒清火，味甘益气，气充火退，虚得补而气受益矣。

33

陈修园曰：今人以补养之药误认为清肺利水之品，故用多不效。且谓生用大泻肺气，宜涂蜜炙之。然此药忌火，不可不知。

张隐庵曰：桑刈而复茂，生长之气最盛，故补续之功如此。

桑上寄生

桑上寄生　气味苦、平，无毒。主腰痛，小儿背强痈肿，充肌肤，坚发齿，长须眉，安胎。

张隐庵曰：寄生感桑气而寄生枝节间，生长无时，不假土力，夺天地造化之神功，故能资养血脉于空虚之地，而取效倍于他药也。主治腰痛者，腰乃肾之外候，男子以藏精，女子以系胞，寄生得桑精之气，虚系而生，故治腰痛。小儿肾形未足，似无腰痛之症，应有背强痈肿之疾，寄生治腰痛，则小儿背强痈肿亦能治之。充肌肤，精气外达也；坚发齿，精气内足也。精气外达而充肌肤，则须眉亦长，精气内足而坚发齿，则胎亦安。盖肌肤者，皮肉之余；齿者，骨之余；发与须眉者，血之余；胎者，身之余。以余气寄生之物，而治余气之病，同类相感如此。

槐实

槐实　气味苦、寒。主五内邪气热，止涎唾，补绝伤，五痔，火疮，妇人乳瘕，子脏急痛。

柏实

柏实　气味甘、平。主惊悸清心经之游火，安五脏滋润之功，益气壮火食气，火宁则气益也。除风湿痹得秋金之令，能燥湿平肝也。久服令人润泽美色，耳目聪明滋润皮肤及诸窍，不饥不老，轻身延年柏之性不假灌溉而能寿也。

徐灵胎曰：柏得天地坚刚之性以生，不与物变迁，经冬弥翠，故能宁心神，敛心气，而不为邪风游火所侵克也。人之生理谓之仁，仁藏于心；物之生机在于实，故实亦谓之仁。凡草木之仁，皆能养心气，以类相应也。

大枣

大枣　气味甘、平，无毒。主心腹邪气，安中，养脾气，平胃气，通九窍，助十二经，补少气、少津液，身中不足，大惊，四肢重，和百药。久服轻身延年。

陈修园曰：大枣气平入肺，味甘入脾。肺主一身之气，脾主一身之血，气血调和，故有以上诸效。

朴硝附硝石

朴硝　气味苦、寒，无毒。主治百病，除寒热邪气，逐五脏六腑积聚，固结留癖，能化七十种石。炼饵服之，轻身神仙。

张隐庵曰：雪花六出，玄精石六棱，六数为阴，乃水之成数也。朴硝、硝石，面上生牙，如圭角，作六棱，乃感地水之气结

35

成，而禀寒水之气化，是以形类相同。但硝石遇火能焰，兼得水中之天气，朴硝止禀地水之精，不得天气，故遇火不焰也，所以不同者如此。

丹砂

丹砂　气味甘、微寒，无毒。主身体五脏百病，养精神，安魂魄，益气明目，杀精魅邪恶鬼。久服通神明不老。

陈修园曰：丹砂气微寒入肾，味甘无毒入脾，色赤入心。主身体五脏百病者，言和平之药，凡身体五脏百病皆可用而无顾忌也。心者，生之本，神之居也；肾者，气之源，精之处也。心肾交，则精神交养。随神往来者谓之魂，并精出入者谓之魄，精神交养则魂魄自安。气者得之先天，全赖后天之谷气而昌，丹砂味甘补脾所以益气。明目者，以石药凝金之气，金能鉴物，赤色得火之象，火能烛物也。杀精魅邪恶鬼者，具天地纯阳之正色，阳能胜阴，正能胜邪也。久服通神明不老者，明其水升火降之效也。

滑石

滑石　气味甘、寒，无毒。主身热泄澼，女子乳难，癃闭，利小便，荡胃中积聚寒热，益精气。久服轻身，耐饥，长年。

按：滑石气寒，得寒水之气，入手足太阳；味甘，入足太阴，且其色白兼入手太阴。所主诸病，皆清热利水之功也。益精延年，言其性之循不比他种石药偏之为害也，读者勿泥。

紫石英

紫石英　气味甘、温，无毒。主心腹咳逆邪气，补不足，女子风寒在子宫，绝孕十年无子。久服温中，轻身，延年。

陈修园曰：紫石英气温，禀木气而入肝；味甘无毒，得土味而入脾。咳逆邪气者，以心腹为脾之部位，人之呼吸出心肺而入肝肾，脾居中而转运，何咳逆之有？惟脾虚受肝邪之侮，不能下转而上冲，故为是病。其主之者，温能散邪，甘能和中，而其质又重而能降也。补不足者，气温味甘，补肝脾之不足也。风寒入于子宫，则肝血不藏，脾血亦不统，往往不能生育，脾土之成数十，所以十年无子也。紫石英气温可以散子宫之风寒，味甘可以益肝脾之血也。久服温中轻身延年者，夸其补血纳气之功也。

按：白石英治略同，但紫色属阴，主治冲脉血海，功多在下；白为金色，主治消渴，兼理上焦之燥。

赤石脂附五色石脂

赤石脂　气味甘、平，无毒。主黄疸，泄痢，肠澼脓血，阴蚀，下血赤白，邪气痈肿，疽痔恶疮，头疡疥瘙。久服补髓益气，肥健不饥，轻身延年。五色石脂，各随五色补五脏。

陈修园曰：赤石脂气平禀金气，味甘得土味，手足太阴药也。太阴湿胜，在皮肤则为黄疸；在肠胃则为泄痢，甚则为肠澼脓血；下注于前阴，则为阴蚀，并见赤白浊、带下；注于后阴，则为下血，皆湿邪之气为害也。石脂具湿土之质，而有燥金之用，所以主之。痈肿、

37

疽痔、恶疮、头疡、疥瘙等症，皆湿气郁而为热，热盛生毒之患，石脂能燥湿化热，所以主之。久服补髓益气、肥健不饥、延年者，湿去则津生，自能补髓益气、补髓助精也，益气助神也，精神交会于中土，故有肥健不饥、轻身延年之效也。

禹余粮

禹余粮　气味甘寒，无毒。主咳逆补中降气，不使上逆，寒热除脾胃湿滞之寒热，非谓可以通治寒热，烦满性寒除热，即可以止烦，质重降逆，即可以泄满，下利赤白除湿热之功，血闭癥瘕消湿热所滞之瘀积，大热热在阳明者，热必甚，此能除之。炼饵服之，不饥其质类谷粉而补脾土，所以谓之粮而能充饥也，轻身延年补养后天之效。

按：李时珍曰：生池泽者，为禹余粮；生山谷者，为太一余粮。《本经》虽分两种，而治体则同。

发髲

发髲　气味苦、温，无毒。主五癃，关格不通，利小便水道，疗小儿惊，大人痓，仍自还神化。以皂荚水洗净，复用甘草水洗、盐水洗，晒干，入瓶内，以盐土固济，煅存性，谓之血余灰，研极细用。

陈修园曰：心主血，发者血之余也，属手少阴心。经云：肾之合骨也，其荣发也，属足少阴肾。又云：皮毛者，肺之合也。发亦毛类，属手太阴肺。肺为水源，小肠为心腑，故主五癃、关格不通、水道不利等证。调肺气，宁心神，除心肺之痰，故主小儿痫、大人痓等证。其曰"仍自还神化"者，谓发为血余，乃水精奉心化血所生，今取以炼服，仍能入至阴之脏，助水精而上奉心脏之神，以化其血也。后人惑于以人补人之说，每用紫河车增热为害，十服十死，不如用此药之验。

龙骨

龙骨　气味甘、平，无毒。主心腹鬼疰精物老魅，咳逆，泄痢脓血，女子漏下，癥瘕坚结，小儿热气惊痫。

陈修园曰：龙得天地纯阳之气，凡心腹鬼疰精物，皆属阴气作祟，阳能制阴也。肝属木而得东方之气，肝火乘于上则为咳逆，奔于下则为泄痢脓血、女子漏下，龙骨能敛戢肝火，故皆治之。且其用变化莫测，虽癥瘕坚结难疗，亦能穿入而攻破之。至于惊痫癫痉，皆肝气上逆挟痰而归迸入心，龙骨能敛火安神、逐痰降逆，故为惊痫癫痉之圣药。仲景风引汤，必是熟读《本经》从此一味悟出全方，而神妙变化，亦如龙之莫测。余今详注此品，复为之点睛欲飞矣。

痰，水也，随火而升。龙属阳而潜于海，能引逆上之火、泛滥之水而归其宅。若与牡蛎同用，为治痰之神品。今人只知其性涩以止脱，何其浅也。

阿胶

阿胶　气味甘、平，无毒。主心腹内崩，劳极洒洒如疟状，腰腹痛，四肢酸疼，女子下血，安胎。久服轻身益气。

陈修园曰：阿胶以阿井之水，入黑驴皮煎炼成胶也。《内经》云：手少阴外合于济水，内合于心，故能入心。又云：皮毛者，肺之合也。以皮煎胶，故能入肺，味甘无毒，得地中正之土气，故能入脾。凡心包之血不能散行经脉，下入于腹，则为崩堕，阿胶入心补血，故能治之。劳极气虚，皮毛洒洒如疟状之先寒，阿胶入肺补气，故能治之。脾为后天生血之本，脾虚则阴血内枯，腰腹空痛，四肢酸疼，阿胶补养脾阴，故能治之。且血得脾以统，所以有治女子下血之效；胎以血为养，所以有安胎之效。血足气亦充，所以有轻身益气之效也。

东阿井，在山东兖州府阳谷县东北六十里，即古之东阿县也。此清济之水，伏行地中，历千里而发于此井，其水较其旁诸水，重十之一二不等。人之血脉，宜伏而不宜见，宜沉而不宜浮。以之制胶，正与血脉相宜也。必用黑皮者，以济水合于心，黑色属于肾，取水火相济之义也。所以妙者，驴亦马类，属火而动风，肝为风脏而藏血。今借驴皮动风之药，引入肝经，又取阿水沉静之性，静以制动，俾风火熄而阴血生、逆痰降。此《本经》性与天道之言，得闻文章之后，犹难语此，况其下乎？

白胶

白胶　气味甘、平，无毒。主伤中劳绝，腰痛羸瘦，补中益气，妇人血闭无子，止痛安胎。久服轻身延年。

陈修园曰：白胶即鹿角煎熬成胶，何以《本经》白胶列为上品，鹿茸列为中品乎？盖鹿茸温补过峻，不如白胶之甘平足贵也，功用略同，不必再释。其主妇人血闭、止痛安胎者，皆补冲脉血海之功也。轻身延年者，精足血满之效也。

牛黄

牛黄　气味苦、平。主惊痫，寒热，热盛狂痓，除邪逐鬼。

麝香

麝香　气味辛、温，无毒。主辟恶气，杀鬼精物，去三虫虫毒，温疟惊痫。久服除邪，不梦寤[1]魇寐。

参：麝喜食柏叶、香草及蛇虫，其香在脐，为诸香之冠。香者，天地之正气也，故能辟恶而杀毒。香能通达经络，故能逐心窍凝痰而治惊痫，驱募原邪气以治温疟。而魇寐之症，当熟寐之顷心气闭塞而成，麝香之香气最盛，令闭者不闭，塞者不塞，则无此患矣。孕妇忌之。

石蜜

石蜜　气味甘、平，无毒。主心腹邪气，诸惊痫痓，安五脏诸不足，益气补中，止痛解毒，除众病，和百药。久服强志轻身，不饥不老。

陈修园曰：石蜜气平，禀金气而入肺；味甘无毒，得土味而入脾。心腹者，自心下以及大小腹与胁肋而言也；邪气者，六淫之气自外来，七情之气自内起，非固有之气即为邪气也，其主之者，甘平之用也。诸惊痫痉者，厥阴风木之为病也，其主之者，养胃和中，所谓厥阴不治取之阳明是也。脾为五脏之本，脾得补而安，则五脏俱安，而无不足之患矣。真气者，得于天而充于谷，甘味益脾，即所以益气而补中也。止痛者，味甘能缓诸急。解毒者，气平能胜诸邪也。诸花之精华，采取不遗，所以能除众病。诸花之气味，酝酿合一，所以能和百药也。久服强志轻身、不饥不老者，皆调和气血、补养精神之验也。

龟板

龟板　气味甘、平，无毒。主漏下赤白，破癥瘕、痎疟，五痔阴蚀，湿痹，四肢重弱，小儿囟不合。久服轻身不饥。

陈修园曰：龟甲诸家俱说大补真水，为滋阴第一神品，而自余视之，亦不尽然。大抵介虫属阴，皆能除热；生于水中，皆能利湿；其甲属金，皆能攻坚，此外亦无他长。《本经》云主治漏下赤白者，以湿热为病，热胜于湿则漏下赤色，湿胜于热则漏下白色，龟甲专除湿热，故能治之也。破癥瘕者，其甲属金，金能攻坚也。痎疟，老疟也，疟久不愈，湿热之邪癖结阴分，唯龟甲能入阴分而攻之也。火结大肠则生五痔，湿浊下注则患阴蚀，肺合大肠，肾主阴户，龟甲性寒以除其热，气平以消其湿也。脾主四肢，因湿成痹以致重弱，龟居水中，性能胜湿，甲属甲胄，质主坚强，故能健其四肢也。小儿囟骨不合，肾虚之病，龟甲主骨，故能合之也。久服身轻不饥者，言阴精充足之效也。

牡蛎

牡蛎　气味咸、平、微寒，无毒。主伤寒寒热，温疟洒洒，惊恚怒气，除拘缓，鼠瘘，女子带下[1]赤白。久服强骨节，杀邪鬼，延年。

按：补阴则生捣用，若煅过则成灰，不能补阴矣。方书注云：煅用者皆取粉，外治之法。荒经者误收，遂相沿不改矣。

陈修园曰：牡蛎气平者，金气也，入手太阴肺经；微寒者，寒水之气也，入膀胱经；味咸者，真水之味也，入足少阴肾经，此物得金水之性。凡病起于太阳，皆名曰伤寒，传入少阳之经，则为寒热往来，其主之者，借其得秋金之气，以平木火之游行也。温疟者，但热不寒之疟疾，为阳明经之热病；洒洒者，即阳明白虎证中背微寒、恶寒之义，火欲发而不能径达也。主以牡蛎者，取其得金之气，以解炎暑之苛。白虎汤命名，亦同此意也。惊恚怒气，其主在心，其发在肝。牡蛎气平，得金之用以制木；味咸，得水之用以济火也。拘者筋急，缓者筋缓，为肝之病。鼠瘘即瘰疬之别名，为三焦胆经火郁之病，牡蛎之平以制风，寒以胜火，咸以软坚，所以咸主之。止"带下赤白"与"强骨节"二句，其义互见于龟板注中，不赘。杀鬼邪者，补肺而申其清肃之威；能延年者，补肾而得其益精之效也。

桑螵蛸

桑螵蛸　气味咸、平。主伤中，疝瘕，阴痿，益精生子，女子血

---

[1] 下：原脱，据《神农本草经》与注文补。

闭，腰痛，通五淋，利小便水道。

陈修园曰：螵蛸，螳螂之子也。气平属金，味咸属水。螳螂于诸虫中，其性最刚，以其具金性，能使肺之治节申其权，故主疝瘕、女子血闭、通五淋、利小便水道也。又具水性，能使肾之作强得其用，故主阴痿、益精生子、腰痛也。其主伤中者，以其生于桑上，得桑气而能续伤也。今人专取其缩小便，虽曰能开而亦能阖，然要其本性，在此而不在彼。

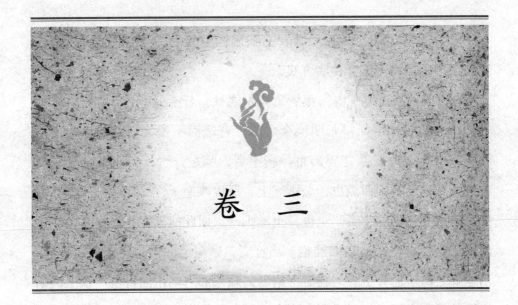

卷　三

中 品

干姜

干姜　气味辛、温，无毒。主胸满咳逆上气，温中止血，出汗，逐风湿痹，肠澼下痢。生者尤良。

陈修园曰：干姜气温，禀厥阴风木之气，若温而不烈，则得冲和之气而属土也；味辛，得阳明燥金之味，若辛而不偏，则金能生水而转润矣，故干姜为脏寒之要药也。胸中者，肺之分也，肺寒则金失下降之性，气壅于胸中而满也，满则气上，所以咳逆上气之症生焉。其主之者，辛散温行也。中者，土也，土虚则寒，而此能温之。止血者，以阳虚阴必走，得暖则血自归经也。出汗者，辛温能发散也。逐风湿痹者，治寒邪之留于筋骨也。治肠澼下痢者，除寒邪之陷于肠胃也。以上诸治皆取其雄烈之用，如孟子所谓刚大浩然之气塞乎天地之间也。生则辛味浑全，故又申言曰生者尤良，即《金匮》治肺痿用甘草干姜汤自注炮用，以肺虚不能骤受过辛之味，炮之使辛味稍减，亦一时之权宜，非若后世炮黑、炮灰，全失姜之本性也。叶天士亦谓炮黑入肾，何其陋欤？

生姜

生姜　气味辛、微温，无毒。久服去臭气，通神明。

陈修园曰：凡药气温，属厥阴风木；大温为热，属少阴君火；微温禀春初之木气，则专入足少阳胆经也。味辛属阳明燥金，大辛属手太阴肺、手阳明大肠，微辛为土中之金，则专入足阳明胃经也。仲景桂枝汤等，生姜与大枣同用者，取其辛以和肺卫，得枣之甘以养心营，合之能兼调营卫也。真武汤、茯苓桂枝汤用之者，以辛能利肺气，气行则水利汗止，肺为水之上源也。大小柴胡汤用之者，以其为少阳本经之药也。吴茱萸汤用之者，以其安阳明之气，阳明之气以下行为顺，而呕自止矣；少阴之气上交于阳明中土，而利亦止矣。凡此之类，《本经》虽未明言，而仲景于气味中独悟其神妙也。久服去臭气通神明者，以臭气为浊阴之气，神明为阳气之灵，言其有扶阳抑阴之效也。今人只知其散邪发汗，而不知其有匡正止汗之功，每于真武汤、近效白术汤，辄疑生姜而妄去之，皆读书死于句下之过也。又病家每遇方中有生姜，则曰素有血疾，或曰曾患眼赤及喉痹等症，不敢轻服，是亦自置死地也，又何怨哉？

葱白

葱白　气味辛、平，无毒。作汤，治伤寒寒热，中风面目浮肿，能出汗。

陈修园曰：葱白辛平发汗。太阳为寒水之经，寒伤于表则发热恶寒，得葱白之发汗而解矣。风为阳邪，多伤于上，风胜则面目浮肿，得葱白之发汗而消矣，此犹人所易知也。至于仲景通脉四逆汤，面赤者加葱，非取其引阳气以归根乎？白通汤以之命名者，非取其叶下之白，领姜、附以入肾宫，急救自利无脉、命在顷刻乎？二方皆回阳之神剂，回阳先在固脱，仲师岂反用发汗之品？学者不参透此理，总属误人之庸医。

当归

当归　气味苦、温，无毒。主咳逆上气，温疟，寒热洗洗在皮肤中，妇人漏中绝子，诸恶疮疡，金疮。煮汁饮之。

参各家说：当归气温，禀木气而入肝；味苦无毒，得火味而入心。其主咳逆上气者，心主血，肝藏血，血枯则肝木挟心火而刑金。当归入肝养血，入心清火，所以主之也。肝为风，心为火，风火为阳，阳盛则为但热不寒之温疟。而肺受风火之邪，肺气怯不能为皮毛之主，故寒热洗洗在皮肤中，当归能令肝血足而风定，心血足而火息，则皮肤中之寒热可除也。肝主藏血，补肝即所以止漏也。手少阴脉动甚，为有子，补心即所以种子也。疮疡皆属心火，血足则心火息矣。金疮无不失血，血长则金疮瘳矣。"煮汁饮之"四字别言，先圣大费苦心，谓"中焦受气取汁，变化而赤，是谓血"。当归煮汁，滋中焦之汁，与地黄作汤同义，可知时传炒燥、土炒，反涸其自然之汁，大失经旨。

芎䓖

芎䓖　气味辛、温，无毒。主中风入脑，头痛，寒痹，筋挛缓急，金疮，妇人血闭无子。

陈修园曰：芎䓖气温，禀春气而入肝；味辛无毒，得金味而入肺。风为阳邪，而伤于上，风气通肝，肝经与督脉会于颠顶而为病。芎䓖辛温而散邪，所以主之。血少不能热肤，故生寒而为痹；血少不能养筋，故筋结而为挛，筋纵而为缓，筋缩而为急。芎䓖辛温而活血，所以主之。治金疮者，以金疮从皮肤以伤肌肉，芎䓖禀阳明金气，能从肌肉而达皮肤也。妇人以血为主，血闭不通，则不生育，芎劳辛温通经，而又能补血，所以治血闭无子也。

淫羊藿

淫羊藿　气味辛、寒，无毒。主阴痿绝伤，茎中痛，利小便，益气力，强志。羊脂拌炒。

陈修园曰：淫羊藿气寒，禀天冬水之气而入肾，味辛无毒，得地之金味而入肺。金水二脏之药，细味经文，俱以补水脏为主。阴者，宗筋也，宗筋属于肝木，木遇烈日而痿，一得气寒之羊藿，即如得甘露而挺矣。绝伤者，络脉绝而不续也。《金匮》云：络脉者，阴精阳气所往来也。羊藿气寒味辛，具水天之气环转运行而能续之也。茎，玉茎也，火郁于中则痛，热者清之以寒，郁者散之以辛，所以主茎中痛也。小便主于膀胱，必假三焦之气化而出，三焦之火盛，则孤阳不化而为溺短、溺闭之症，一得羊藿之气寒味辛，金水相涵，阴气濡布，阳得阴而化，则小便利矣。肺主气，肾藏志。孟夫子云：夫志，气之帅也。润肺之功归于补肾，其益气力强志之训，即可于孟夫子善养刚大之训悟之也。第此理难与时医道耳。

叶天士云：淫羊藿浸酒治偏风不遂，水涸腰痛。

荆芥

荆芥　气味辛、温，无毒。主寒热，鼠瘘，瘰疬，生疮，破积聚气，下瘀血，除湿疸。

参：荆芥气温，禀木气而入肝胆；味辛无毒，得金味而入肺，气胜于味，以气为主，故所主皆少阳相火、厥阴风木之证。寒热往来、鼠瘘、瘰疬、生疮等症，乃少阳之为病也，荆芥辛温以发相火之郁，则病愈矣。饮食入胃，散精于肝，肝不散精，则气滞而为积聚，肝脏主血，血随气而运行，肝气一滞，则血亦滞而为瘀，乃厥阴之为病也。荆芥辛温以达肝木之气，则病愈矣。其除湿疸者，以疸成于湿，荆芥温而兼辛，辛入肺而调水道，水道通则湿疸除矣。今人炒黑，则变为燥气而不能达，失其辛味而不能发，且谓为产后常用之品，昧甚！

麻黄附根节

麻黄　气味苦、温，无毒。主中风伤寒头痛，温疟，发表出汗，去邪热气，止咳逆上气，除寒热，破癥坚积聚。去节良。

陈修园曰：麻黄气温，禀春气而入肝；味苦无毒，得火味而入心。心主汗，肝主疏泄，故为发汗上药，其所主皆系无汗之症。太阳证中风伤寒，头痛、发热、恶寒、无汗而喘，宜麻黄以发汗。但热不寒，名曰温疟，热甚无汗、头痛，亦宜麻黄以发汗。咳逆上气，为手太阴之寒证，发热恶寒，为足太阳之表证，亦宜麻黄以发汗。即癥坚积聚为内病，亦系阴寒之气凝聚于阴分之中，日积月累而渐成，得麻黄之发汗，从阴出阳，则癥坚积聚自散。凡此皆发汗之功也。

根节古云止汗，是引止汗之药以达于表而速效，非麻黄根节自能止汗，旧解多误。

葛根 附葛谷

葛根　气味甘、辛、平，无毒。主消渴，身大热，呕吐，诸痹，起阴气，解诸毒。

葛谷　气平、味甘，无毒。主下痢十岁以上。

叶天士曰：葛根气平，禀天秋平之金气，入手太阴肺经；味甘辛无毒，得地金土之味，入足阳明燥金胃。其主消渴者，辛甘以升腾胃气，气上则津液生也。其主身大热者，气平为秋气，秋气能解大热也。脾有湿热，则壅而呕吐，葛根味甘，升发胃阳，胃阳鼓动，则湿热下行而呕吐止矣。诸痹皆起于气血不流通，葛根辛甘和散，气血活，诸痹自愈也。阴者从阳者也，人身阴气，脾为之原，脾与胃合，辛甘入胃，鼓动胃阳，阳健则脾阴亦起也。甘者，土之冲味；平者，金之和气，所以解诸毒也。

张隐庵曰：元人张元素谓葛根为阳明仙药，若太阳初病用之，反引邪入阳明等论，皆臆说也。余读仲祖《伤寒论》方，有葛根汤治太阳病项背几，又治太阳与阳明合病。若阳明本病，只有白虎、承气诸汤，并无葛根汤证，况葛根主宣通经脉之正气以散邪，岂反引邪内入耶？前人学不明经，屡为异说，李时珍一概收录，不加辨正，学者看本草发明，当合经论参究，庶不为前人所误。

黄芩

黄芩　气味苦、寒，无毒。主诸热，黄疸，肠澼泄痢，逐水，下血闭，恶疮，疽蚀，火疡。

陈修园曰：黄芩与黄连、黄檗皆气寒味苦而色黄，主治大略相似。大抵气寒皆能除热，味苦皆能燥湿，色黄者皆属于土，黄而明亮者则属于金，金借土之色以为色，故五金以黄金为贵也。但黄芩中空似肠胃，肠为手阳明，胃为足阳明，其主诸热者，指肠胃诸热病而言也。黄疸为大肠经中之郁热；肠澼泄痢者，为大肠腑中之郁热。逐水者，逐肠中之水。下血闭者，攻肠中之蓄血。恶疮、疽蚀、火疡者，为肌肉之热毒，阳明主肌肉，泻阳明之火即所以解毒也。《本经》之言主治如此，仲景于少阳经用之，于心下悸易茯苓，于腹痛易芍药，又于《本经》言外别有会悟也。

玄参

玄参　气味苦、微寒，无毒。主腹中寒热积聚，女子产乳余疾，补肾气，令人明目。

陈修园曰：玄参所以治腹中诸疾者，以其启肾气上交于肺，得水天一气，上下环转之妙用也。张隐庵诠解甚妙，详于丹参注中。其云主产乳余疾者，以产后脱血则阴衰，而火无所制，治之以寒凉既恐伤中，加之以峻补又恐拒隔，惟玄参清而带微补，故为产后要药。令人明目者，黑水神光属肾，补肾自能明目也。

丹参

丹参　气味苦、微寒，无毒。主心腹邪气，肠鸣幽幽如走水，寒热积聚，破癥除瘕，止烦满，益气。

张隐庵曰：丹参、玄参皆气味苦寒，而得少阴之气化。但玄参色黑，禀少阴寒水之精而上通于天；丹参色赤，禀少阴君火之气而下交于地，上下相交，则中土自和。故玄参下交于上，而治腹中寒热积聚；丹参上交于下，而治心腹寒热积聚。君火之气下交，则土温而水不泛溢，故治肠鸣幽幽如走水。破癥除瘕者，治寒热之积聚也。止烦满益气者，治心腹之邪气也。夫止烦而治心邪，止满而治腹邪，益正气所以治邪气也。

陈修园曰：今人谓一味丹参功兼四物汤，共认为补血行血之品，为女科之专药，而丹参之真功用掩矣。

丹皮

丹皮　气味辛、寒，无毒。主寒热，中风瘛疭，惊痫邪气，除癥坚瘀血留舍肠胃，安五脏，疗痈疮。

陈修园曰：丹皮气寒，禀水气而入肾；味辛无毒，得金味而入肺。心火具炎上之性，火郁则寒，火发则热。丹皮禀水气而制火，所以主之。肝为风脏，中风而害其筋则为瘛疭，中风而乱其魂则为惊痫，丹皮得金味以平肝，所以主之。邪气者，风火之邪也，邪气动血，留舍肠胃，瘀积瘕坚，丹皮之寒能清热，辛能散结，可以除之。肺为五脏之长，肺安而五脏俱安。痈疮皆属心火，心火降而痈疮可疗。

防己

防己　气味辛、平，无毒。主风寒温疟，热气诸痫，除邪，利大小便。

述：防己气平，禀金之气；味辛无毒，得金之味，入手太阴肺经。风寒温疟者，感风寒而患但热不寒之疟也。热气诸痫者，心有热而患牛、马、猪、羊、鸡诸痫也。温热皆为阳邪，痫疟皆属风木，防己辛平可以统治之。除邪者，又申言可除以上之邪气也。肺为水之上源，又与大肠为表里，防己之辛平调肺气，则二便利矣。

张隐庵曰：经云：水道不行则形消气索。是水有随气而运行于肤表者，有水火上下之相济者，如气滞而水不行则为水病、痰病矣。防己生于汉中者，破之纹如车辐，茎藤空通，主通气行水，以防己土之制，故有防己之名。《金匮》方治水病有防己黄芪汤、防己茯苓汤，治痰病有木防己汤、防己加茯苓芒硝汤。《千金》治遗尿、小便涩，有三物木防己汤。盖气运于上，而水能就下也。而李东垣有云：防己乃下焦血分之药，病在上焦气分者禁用。又云：如险健之人，幸灾乐祸，首为乱阶，若善用之亦可敌凶突险，此瞑眩之药，故圣人存而不废。噫！如此议论，不知从何处参出？夫气化而后水行，防己乃行气利水之品，反云上焦气分不可用，何不通之甚乎！防己能运行去病，是运中有补。《本经》列于中品之前，奚为存而不废？缘其富而贪名，无格物实学，每为臆说，使后人遵之如格言，畏之若毒药，非古人之罪人乎？李时珍乃谓千古而下惟东垣一人，误矣。嗟嗟！安得伊黄人再世，更将经旨复重宣。

狗脊

狗脊　气味苦、平。主腰背强，关机缓急，周痹寒湿膝痛，颇利老人。

秦艽

秦艽　气味苦、平，无毒。主寒热邪气，寒湿风痹，肢节痛，下水，利小便。

张隐庵曰：秦艽气味苦平，色如黄土，罗纹交纠[1]，左右旋转，禀天地阴阳交感之气。盖天气左旋右转，地气右旋左转，左右者，阴阳之道路。主治寒热邪气者，地气从内以出外，阴气外交于阳，而寒热邪气自散矣。治寒湿风痹、肢节痛者，天气从外以入内，阳气内交于阴，则寒、湿、风三邪合而成痹以致肢节痛者，可愈也。地气运行则水下，天气运行则小便利。

紫菀

紫菀　气味苦、温，无毒。主咳逆上气，胸中寒热结气，去蛊毒、痿躄，安五脏。

张隐庵曰：紫者，黑赤之间色也；黑赤，水火之色也。紫菀气味苦温，禀火气也；其质阴柔，禀水气也。主治咳逆上气者，启太阳寒水之气，从皮毛而合肺也。治胸中寒热结气者，助少阴火热之气，通利三焦而上达也。蛊毒在腹属土，火能生土，故去蛊毒。痿躄在筋属木，水能生木，故去痿躄。水火者，阴阳之征兆也，水火交则阴阳合，故安五脏。

———————

[1] 纠：原作"斜"，据《本草崇原》改。

卷三

知母

知母　气味苦、寒，无毒。主消渴热中，除邪气，肢体浮肿，下水，补不足，益气。

叶天士曰：知母气寒，禀水气而入肾；味苦无毒，得火味而入心。肾属水，心属火，水不制火，火烁津液，则病消渴；火熏五内，则病热中。其主之者，苦清心火，寒滋肾水也。除邪气者，苦寒之气味能除燥火之邪气也。热胜则浮，火胜则肿，苦能清火，寒能退热，故主肢体浮肿也。肾者水脏，其性恶燥，燥则开合不利而水反蓄矣。知母寒滑，滑利关门而水自下也。补不足者，苦寒补寒水之不足也。益气者，苦寒益五脏之阴气也。

愚按：《金匮》有桂枝芍药知母汤，治肢节疼痛，身体尪羸，脚肿如脱，可知长沙诸方皆从《本经》来也。

贝母

贝母　气味辛、平，无毒。主伤寒烦热，淋沥邪气，疝瘕，喉痹，乳难，金疮，风痉。

陈修园曰：贝母气平味辛，气味俱属于金，为手太阴、手阳明药也。其主伤寒烦热者，取西方之金气以除酷暑。《伤寒论》以白虎汤命名，亦此义也。其主淋沥邪气者，肺之治节行于膀胱，则邪热之气除，而淋沥愈矣。疝瘕为肝木受病，此则金平木也。喉痹为肺窍内闭，此能宣通肺气也。乳少为阳明之汁不通，金疮为阳明之经脉受伤，风痉为阳明之宗筋不利，贝母清润而除热，所以统治之。今人以之治痰嗽，大失经旨。且李士材谓贝母主燥痰，半夏主湿痰，二物如冰炭之反，皆臆说也。

栝楼根 附栝楼实

栝楼根　气味苦、寒，无毒。主消渴，身热，烦满大热，补虚安中，续绝伤。

陈修园曰：栝楼根气寒，禀天冬寒之水气而入肾与膀胱；味苦无毒，得地南方之火味而入心。火盛烁液则消渴，火浮于表则身热，火盛于里则烦满大热，火盛则阴虚，阴虚则中失守而不安。栝楼根之苦寒清火，可以统主之。其主续绝伤者，以其蔓延能通阴络而续其绝也。实名栝楼，《金匮》取治胸痹，《伤寒论》取治结胸，盖以能开胸前之结也。

张隐庵曰：半夏起阴气于脉外，上与阳明相合而成火土之燥；花粉起阴津于脉中，天癸相合而能滋其燥金。《伤寒》《金匮》诸方用半夏以助阳明之气，渴者燥热太过，即去半夏易花粉以滋之。圣贤立方加减，必推物理所以然。

卷三

芍药

芍药　气味苦、平，无毒。主邪气腹痛，除血痹，破坚积，寒热疝瘕，止痛，利小便，益气。

陈修园曰：芍药气平，是夏花而禀燥金之气；味苦，是得少阴君火之味。气平下降，味苦下泄而走血，为攻下之品，非补养之物也。邪气腹痛，小便不利及一切诸痛，皆气滞之病。其主之者，以苦平而泄其气也。血痹者，血闭而不行，甚则为寒热不调。坚积者，积久而坚实，甚则为疝瘕满痛，皆血滞之病。其主之者，以苦平而行其血也。又云益气者，谓邪气得攻而净，则元气自然受益，非谓芍药能补气也。今人妄改圣经，以"酸寒"二字易"苦平"，误认为敛阴之品，杀人无算。试取芍药而嚼之，酸味何在乎？张隐庵云：赤芍、白芍花异而根无异。今肆中一种赤芍药，不知何物之根，为害殊甚。

木通

木通 气味辛、平，无毒。主除脾胃寒热，通利九窍血脉关节，令人不忘，去恶虫。木通，《本经》名通草。陈士良撰《食性本草》改为木通。今复有所谓通草，即古之通脱木也，与此不同。

张隐庵曰：木通藤蔓空通，其色黄白，气味辛平，禀土金相生之气化，而为通关利窍之药也。禀土气，故除脾胃之寒热。藤蔓空通，故通利九窍、血脉、关节。血脉通而关窍利，则令人不忘。禀金气，故去恶虫[1]。

防己、木通，皆属空通蔓草。防己取用在下之根，则其性自下而上，从内而外。木通取用在上之茎，则其性自上而下，自外而内。此根升梢降，一定不易之理。后人用之主利小便，须知小便之利，亦必上而后下，外而后内也。

---

[1] 虫：原文为"蛊"，据《本草崇原》与上文改。

白芷

白芷　气味辛、温。主女人漏下赤白，血闭，阴肿，寒热，风头侵目泪出，长肌肤，润泽，可作面脂。

苦参

苦参　气味苦、寒。主心腹结气，癥瘕积聚，黄疸，溺有余沥，逐水，除痈肿，补中，明目止泪。

徐灵胎曰：此以味为治也。苦入心，寒除火，故苦参专治心经之火，与黄连功用相近。但黄连似去心脏之火为多，苦参似去心腑小肠之火为多，则以黄连之气味清，而苦参之气味浊也。按："补中"二字，亦取其苦以燥脾之义也。

水萍

水萍　气味辛、寒。主暴热得水之气，故能除热，身痒湿热在皮肤，下水气萍入水不濡，故能涤水，胜酒水气胜则酒气散矣，长须发益皮毛之血气，主消渴得水气之助。久服轻身亦如萍之轻也。

徐灵胎曰：水萍生于水中，而能出水上，且其叶入水不濡，是其性能敌水者也。故凡水湿之病皆能治之，其根不着土而上浮水面，故又能主皮毛之疾。

卷三

款冬花

款冬花　气味辛、温，无毒。主咳逆上气善喘，喉痹，诸惊痫，寒热邪气。

张隐庵曰：款冬生于水中，花开红白，气味辛温，从阴出阳，盖禀水中之生阳，而上通肺金之药也。太阳寒水之气，不从皮毛外交于肺，则咳逆上气而善喘。款冬禀水气而通肺，故可治也。厥阴、少阳木火之气结于喉中，则为喉痹。款冬得金水之气，金能平木，水能制火，故可治也。惊痫、寒热邪气为病不止一端，故曰诸惊痫，寒热邪气。款冬禀太阳寒水之气而上行外达，则阴阳水火之气自相交会，故可治也。

厚朴

厚朴　气味苦、温，无毒。主中风，伤寒，头痛，寒热，惊悸，气血痹，死肌，去三虫。生用则解肌而达表，炙香则运土而助脾。

陈修园曰：厚朴气温，禀木气而入肝；味苦无毒，得火味而入心。然气味厚而主降，降则温而专于散，苦而专于泄，故所主皆为实证。中风有便溺阻隔症，伤寒有下之微喘症、有发汗后腹胀满症、大便硬症，头痛有浊气上冲症，俱宜主以厚朴也。至于温能散寒，苦能泄热，能散能泄，则可以解气逆之惊悸。能散则气行，能泄则血行，故可以治气血痹及死肌也。三虫本湿气所化，厚朴能散而泄之，则三虫可去也。宽胀下气，经无明文。仲景因其气味苦温而取用之，得《本经》言外之旨也。

栀子

栀子　气味苦寒，无毒。主五内邪气，胃中热气，面赤，酒疱齄鼻，白癞，赤癞，疮疡。

陈修园曰：栀子气寒，禀水气而入肾；味苦，得火味而入心。五内邪气，五脏受热邪之气也。胃中热气，胃经热烦，懊憹不眠也。心之华在面，赤则心火盛也。鼻属肺，酒疱齄鼻，金受火克而色赤也。白癞为湿，赤癞为热，疮疡为心火。栀子下禀寒水之精，上结君火之实，能起水阴之气上滋，复导火热之气下行，故统主以上诸症。惟生用之，气性尚存，若炒黑则为死灰，无用之物矣。仲景栀子豉汤用之者，取其交媾水火、调和心肾之功，加香豉以引其吐，非栀子能涌吐也。俗本谓栀子生用则吐，炒黑则不吐，何其陋欤？

按：仲景云旧有微溏者勿用。

枳实

枳实　气味苦、寒，无毒。主大风在皮肤中如麻豆苦痒，除寒热结，止痢，长肌肉，利五脏，益气。

张隐庵曰：枳实气味苦寒，冬不落叶，禀少阴标本之气化。臭香形圆，花白多刺，瓤肉黄白，又得阳明金土之气化。主治大风在皮肤中如麻豆苦痒者，得阳明金气而制风，禀少阴水气而清热也。除寒热结者，禀少阴本热之气而除寒，标阴之气而除热也。止痢、长肌肉者，得阳明中土之气也。五脏发原于先天之少阴，生长于后天之阳明，故主利五脏。得少阴之阴，故益气。得阳明之气，故轻身。仲祖本论，有大承气汤用炙厚朴、炙枳实，小承气汤用生厚朴、生枳实。生熟之间，有意存焉，学者不可不参。按：《本经》有枳实，无枳壳，唐《开宝》始分之。然枳壳即枳实之大者，性宜发而气散，不如枳实之完结。然既是一种，亦不必过分。

黄檗

黄檗　音百，俗作黄柏，省笔之讹。气味苦寒，无毒。主五脏肠胃中结热，黄疸，肠痔，止泄痢，女子漏下赤白，阴伤蚀疮。

陈修园曰：黄檗气寒，禀天冬寒之水气；味苦无毒，得地南方之火味；皮厚色黄，得太阴中土之化。五脏为阴，凡经言主五脏者，皆主阴之药也。治肠胃中热结者，寒能清热也。治黄疸、肠痔者，苦能胜湿也。止泄痢者，湿热泄痢，惟苦寒能除之，而且能坚之也。女子胎漏下血，因血热妄行，赤白带下及阴户伤蚀成疮，皆因湿热下注，黄檗寒能清热、苦可燥湿，所以主之。然皆正气未伤，热毒内盛，有余之病，可以暂用。否则，不可姑试也。

凡药之燥者未有不热，而寒者未有不湿，黄檗于清热之中而兼燥湿之效。

山茱萸

山茱萸　气味酸、平，无毒。主心下邪气，寒热，温中，逐寒湿痹，去三虫。久服轻身。去核。

陈修园曰：山萸色紫赤而味酸平，禀厥阴、少阳木火之气化。手厥阴心包、足厥阴肝，皆属于风木也；手少阳三焦、足少阳胆，皆属于相火也。心下巨阙穴，乃手厥阴心包之募，又心下为脾之分。曰邪气者，脾之邪实为肝木之邪也。足厥阴肝木血少气亢则克脾土，并于阳则热，并于阴则寒也。又寒热往来，为少阳之病，山萸禀木火之气化，故咸主之。山萸味酸收敛，敛火归于下焦，火在下谓之少火，少火生气，所以温中。山萸味酸入肝，肝主藏血，血能充肤热肉，所以逐周身寒湿之痹。三虫者，厥阴风木之化也。仲景乌梅丸之酸能治蛔厥，即此物悟出。肝者，敢也，生气生血之脏也。孙真人生脉散中有五味之酸，能治倦怠而轻身，亦从此物悟出。

张隐庵曰：仲祖八味丸用山茱萸，后人去桂、附改为六味丸，以山茱萸为固精补肾之药，此外并无他用，皆因安于苟简，不深讨故也。今详观《本经》，山茱萸之功能殆[1]如此，学者能于《本经》之内会悟而广其用，庶无拘隘之弊。

吴茱萸

吴茱萸　气味辛、温，有小毒。主温中，下气，止痛，又除湿，血痹，逐风邪，开腠理，咳逆，寒热。泡一次用。

陈修园曰：吴萸气温，禀春气而入肝；味辛有小毒，得金味而入肺。气温能驱寒，而大辛之味，又能俾肺令之独行而无所旁掣，故中寒可温，气逆可下，胸腹诸痛可止，皆肺令下行，坐镇而无余事。仲景取治阳明食谷欲吐症，及干呕吐涎沫症，从《本经》而会悟于言外之旨也。肺喜温而恶寒，一得茱萸之大温大辛，则水道通调而湿去。肝藏血，血寒则泣而成痹，一得茱萸之大辛大温，则血活而痹除。风

---

[1] 殆：原作"治"，据敦厚堂本改。《本草崇原》为"主治"。

邪伤人，则腠理闭而为寒热、咳逆诸症。茱萸大辛大温，开而逐之，则咳逆、寒热诸症俱平矣。然犹有疑者，仲景用药悉遵《本经》，而"少阴病吐利，手足逆冷，烦躁欲死者，吴茱萸汤主之"二十字，与《本经》不符。而不知少阴之脏皆本阳明水谷以资生，而复交会于中土。若阴阳之气不归中土，则上吐而下利；水火之气不归中土，则下躁而上烦；中土之气内绝，则四肢逆冷而过肘膝，法在不治。仲景取吴茱萸大辛大温之威烈，佐人参之冲和，以安中气，姜、枣之和胃，以行四末，专求阳明，是得绝处逢生之妙。张隐庵、叶天士之解俱浅。

杏仁

杏仁　气味甘、苦、温，冷利，有小毒。主咳逆上气，雷鸣喉痹，下气产乳，金疮，寒心奔豚。汤泡去皮尖。双仁者，大毒勿用。

陈修园曰：杏仁气味甘苦，其实苦重于甘，其性带湿，其质冷利。冷利者，滋润之意也。"下气"二字足以尽其功用。肺实而胀，则为咳逆上气。雷鸣喉痹者，火结于喉为痹痛，痰声之响如雷鸣也。杏仁下气，所以主之。气有余便是火，气下即火下，故乳汁可通，疮口可合也。心阳虚，则寒水之邪自下上奔，犯于心位，杏仁有下气之功，伐寒水于下，即所以保心阳于上也。凡此皆治有余之症，若劳伤咳嗽之人服之必死。时医谓产于叭哒者味纯甘可用，而不知纯甘非杏仁之正味，既无苦降之功，徒存其湿以生痰，甘以壅气，阴受其害，至死不悟，惜哉！

乌梅

乌梅　气味酸、温、平、涩，无毒。主下气，除热，烦满，安心，止肢体痛，偏枯不仁，死肌，去青黑痣，蚀恶肉。

陈修园曰：乌梅气平，禀金气而入肺；气温，禀木气而入肝；味酸无毒，得木味而入肝；味涩即酸之变味也。味胜于气，以味为主。梅得东方之味，放花于冬，成熟于夏，是禀冬令之水精，而得春生之气而上达也。其下气者，生气上达，则逆气自下矣。热烦满，心不安，《伤寒论》厥阴证，以"气上撞心，心疼热"等字赅之，能下其气，而诸病皆愈矣。脾主四肢，木气克土，则肢体痛；肝主藏血，血不灌溉，则偏枯不仁而为死肌。乌梅能和肝气，养肝血，所以主之。去青黑痣及蚀恶肉者，酸收之味，外治能消痣与肉也。

张隐庵云：后人不体经义，不穷物理，但以乌梅为酸敛收涩之药，而春生上达之性未之讲也。惜哉！

犀角

犀角　气味苦、酸、咸、寒，无毒。主百毒蛊疰，邪鬼瘴气，解钩吻、鸩羽、蛇毒，除邪，不迷惑魇寐。久服轻身。

陈修园曰：犀角气寒，禀水之气也；味苦酸咸无毒，得木火水之味也。主百毒蛊疰、邪鬼瘴气者，以犀为灵异之兽，借其灵气以辟邪也。解钩吻、鸩羽、蛇毒者，以牛属土而犀居水，得水土之精，毒物投水土中而俱化也。不迷惑魇寐、轻身者，言水火既济之效也。今人取治血证，与经旨不合。

羚羊角

羚羊角　气味咸，寒，无毒。主明目，益气，起阴，去恶血，注下，辟蛊毒，恶鬼不祥，常不魇寐。俗作羚羊。

参：羚羊角气寒味咸无毒，入肾与膀胱二经。主明目者，咸寒以补水，水足则目明也。益气者，水能化气也。起阴者，阴器为宗筋而属肝，肝为木，木得烈日而萎，得雨露而挺也。味咸则破血，故主去恶血。气寒则清热，故止注下也。蛊毒为湿热之毒也，咸寒可以除之。辟恶鬼不祥，常不梦魇寐者，夸其灵异通神之妙也。

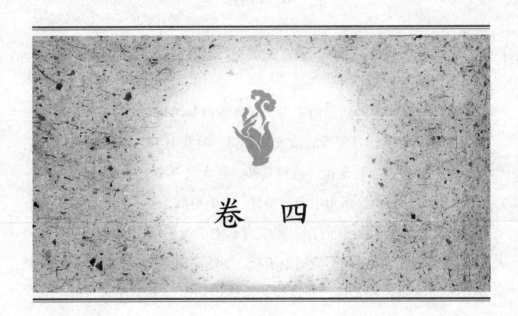

卷 四

中 品

鹿茸附角

鹿茸　气味甘、温，无毒。主漏下恶血，寒热，惊痫，益气，强志，生齿，不老。

陈修园曰：鹿为仙兽而多寿，其卧则口鼻对尾间以通督脉。督脉为通身骨节之主，肾主骨，故又能补肾。肾得其补，则志强而齿固。以志藏于肾，齿为骨余也，督得其补，则大气升举，恶血不漏，以督脉为阳气之总督也。然角中皆血所贯，冲为血海，其大补冲脉可知也。凡惊痫之病，皆挟冲脉而作。阴气虚不能宁谧于内，则跗阳而上升，故上热而下寒；阳气虚不能周卫于身，则随阴而下陷，故下热而上寒。鹿茸入冲脉而大补其血，所以能治寒热惊痫也。至于长而为角，《别录》谓其主恶疮，逐恶气。以一点胚血，发泄已尽，只有拓毒消散之功也。

鳖甲

鳖甲　气味酸平，无毒。主心腹癥瘕，坚积寒热，去痞疾、蚀肉、阴蚀、痔核、恶肉。

述：鳖甲气平，禀金气而入肺；味咸无毒，得水味而入肾。心腹者，合心下、大腹、小腹以及胁肋而言也。癥瘕坚硬之积，致发寒热，为厥阴之肝气凝聚。鳖甲气平可以制肝，味咸可以软坚，所以主之也。痞者，肝气滞也，咸平能制肝而软坚，故亦主之。蚀肉、阴蚀、痔核、恶肉，一生于鼻，鼻者肺之窍也；一生于二便，二便者肾之窍也。入肺肾而软坚，所以消一切恶肉也。

白僵蚕

白僵蚕 气味咸、辛、平，无毒。主治小儿惊痫，夜啼，去三虫，灭黑黚，令人面色好，男子阴痒病。凡禀金气色白之药，俱不宜炒。

述：僵蚕气平为秋气，味辛为金味，味咸为水味，禀金水之精也。治惊痫者，金能平木也。治夜啼者，金属乾而主天，天运旋转，昼开夜阖也。杀三虫者，虫为风木所化，金主肃杀也。灭黑黚令人面色好者，俾水气上滋也。治男子阴痒者，金能制风，咸能除痒也。

徐灵胎曰：僵蚕感风而僵，凡风气之疾皆能治之，盖借其气以相感也。

或问：因风以僵，何以反能治风？曰：邪之中人也，有气而无形，穿经透络，愈久愈深。以气类相反之药投之，则拒而不入，必与之同类者，和入诸药，使为向导[1]，则药力至于病所。而邪与药相从，药性渐发，或从毛孔出，或从二便出，不能复留矣。此即从治之法也，风寒暑湿，莫不皆然。此神而明之之道，不专恃正治奏功矣。

卷四

---

[1] 向导：原作"乡道"，据文义改。

69

蚱蝉

蚱蝉　古人用蝉，今人用脱[1]，气性亦相近。**气味咸、寒。主小儿惊痫，夜啼，癫病，寒热。**

陈修园曰：蚱蝉气寒禀水气，味咸得水味，而要其感凉风清露之气以生，得金气最全。其主小儿惊痫者，金能平木也。蚱蝉日出有声，日入无声，故止夜啼也。癫病、寒热者，肝胆之风火也。蚱蝉具金水之气，金能制风，水能制火，所以主之。

张隐庵曰：蝉脱、僵蚕，皆禀金水之精，故《本经》主治大体相同。但蝉饮而不食，溺而不粪；蚕食而不饮，粪而不溺，何以相同？《经》云：饮入于胃，上归于肺，谷入于胃，乃传之肺。是饮食虽殊，皆由肺气之通调，则尿粪虽异，皆禀肺气以传化矣。

石膏

石膏　**气味辛、微寒，无毒。主中风寒热，心下逆气惊喘，口干舌焦，不能息，腹中坚痛，除邪鬼，产乳，金疮。**

陈修园曰：石膏气微寒，禀太阳寒水之气；味辛无毒，得阳明燥金之味。风为阳邪，在太阳则恶寒发热，然必审其无汗烦躁而喘者，可与麻、桂并用；在阳明则发热而微恶寒，然必审其口干舌焦、大渴而自汗者，可与知母同用。曰心下气逆，即《伤寒论》气逆欲呕之互词。曰不能息，即《伤寒论》虚羸少气之互词。然必审其为解后里气

---

[1]　脱：蝉脱即蝉蜕。下文同。

虚而内热者，可与人参、竹叶、半夏、麦冬、甘草、粳米同用。腹中坚痛，阳明燥甚而坚，将至于胃实不大便之症。邪鬼者，阳明邪实，妄言妄见，或无故而生惊，若邪鬼附之。石膏清阳明之热，可以统治之。阳明之脉从缺盆下乳，石膏能润阴阳之燥，故能通乳。阳明主肌肉，石膏外糁，又能愈金疮之溃烂也。但石品见火则成石灰。今人畏其寒而煅用，则大失其本来之性矣。

下 品

附子

附子　气味辛、温，有大毒。主风寒咳逆邪气，温中，金疮，破癥坚积聚，血瘕，寒湿痿躄，拘挛，膝痛不能行步。以刀削去皮、脐，每个剖作四块，用滚水俟温泡三日，一日一换，去盐味，晒半燥，剖十六块，于铜器炒熟用之，近世以便煮之，非法也。

陈修园曰：《素问》谓以毒药攻邪是回生妙手，后人立补养等法是模棱巧术，究竟攻其邪而正气复，是攻之即所以补之也。附子味辛气温，火性迅发，无所不到，故为回阳救逆第一品药。《本经》云风寒咳逆邪气，是寒邪之逆于上焦也；寒湿痿躄、拘挛、膝痛不能行步，是寒邪着于下焦筋骨也；癥坚积聚、血瘕，是寒气凝结，血滞于中也。考《大观》本"咳逆邪气"句下，有"温中，金疮"四字，以中寒得暖而温，血肉得暖而合也。大意上而心肺，下而肝肾，中而脾胃，以及血肉筋骨营卫，因寒湿而病者，无有不宜。即阳气不足，寒自内生，大汗、大泻、大喘、中风、卒倒等症，亦必仗此大气大力之品，方可挽回。此《本经》言外意也。

又曰：附子主寒湿，诸家俱能解到，而仲景用之，则化而不可知之谓神。且夫人之所以生者，阳也，亡阳则死。亡字分二字，一无方切，音忘，逃也，即《春秋传》"出亡"之义也；一微夫切，音无，无也，《论语》"亡而为有"，《孟子》"问有余，曰亡矣"之义也。误药

72

大汗不止为亡阳,如唐之幸蜀,仲景用四逆汤、真武汤等法以迎之;吐利厥冷为亡阳,如周之守府,仲景用通脉四逆汤、姜附汤以救之。且太阳之标阳,外呈而发热,附子能使之交于少阴而热已。少阴之神机病,附子能使自下而上而脉生,周行通达而厥愈,合苦甘之芍、草而补虚,合苦淡之苓、芍而温固,玄妙不能尽述。按其立法与《本经》之说不同,岂仲景之创见欤!然《本经》谓"气味辛温有大毒"七字,仲景即于此悟出附子大功用。温得东方风木之气,而温之至则为热,《内经》所谓"少阴之上,君火主之"是也。辛为西方燥金之味,而辛之至则反润,《内经》所谓"辛以润之"是也。凡物性之偏处则毒,偏而至于无可加处则大毒。因"大毒"二字,知附子之温为至极,辛为至极也。仲景用附子之温有二法:杂于苓、芍、甘草中,杂于地黄、泽泻中,如冬日可爱,补虚法也;佐以姜、桂之热,佐以麻、辛之雄,如夏日可畏,救阳法也。用附子之辛,亦有三法:桂枝附子汤、桂枝附子去桂加白术汤、甘草附子汤,辛燥以祛除风湿也;附子汤、芍药甘草附子汤,辛润以温补水脏也;若白通汤、通脉四逆汤,加人尿、猪胆汁,则取西方秋收之气,保复元阳,则有大封大固之妙矣。后世虞天民、张景岳亦极赞其功,然不能从《本经》中绅绎其义,以阐发经方之妙,徒逞臆说以极赞之,反为蛇足矣。

半夏

半夏　气味辛、平,有毒。主伤寒寒热,心下坚,胸胀,咳逆,头眩,咽喉肿痛,肠鸣,下气,止汗。

陈修园曰:半夏气平,禀天秋金之燥气,而入手太阴;味辛有毒,得地西方酷烈之味,而入手足阳明。辛则能开诸结,平则能降诸逆也。

伤寒寒热、心下坚者，邪结于半表半里之间，其主之者，以其辛而能开也。胸胀、咳逆、咽喉[1]肿痛、头眩上气者，邪逆于颠顶、胸膈之上，其主之者，以其平而能降也。肠鸣者，大肠受湿，则肠中切痛而鸣濯濯也，其主之者，以其辛平能燥湿也。又云止汗者，另著其辛中带涩之功也。仲景于小柴胡汤用之以治寒热，泻心汤用之以治胸满肠鸣，少阴咽痛亦用之，《金匮》头眩亦用之，且呕者必加此味，大得其开结降逆之旨，用药悉遵《本经》，所以为医中之圣。

又曰：今人以半夏功专祛痰，概用白矾煮之，服者往往致吐，且致酸心少食，制法相沿之陋也。古人只用汤洗七次，去涎，今人畏其麻口，不敢从之。余每年收干半夏数十斤，洗去粗皮，以生姜汁、甘草水浸一日夜，洗净，又用河水浸三日，一日一换，滤起蒸熟，晒干切片，隔一年用之，甚效。盖此药是太阴、阳明、少阳之大药，祛痰却非专长。故仲景诸方加减，俱云呕者加半夏，痰多者加茯苓，未闻以痰多加半夏也。

大黄

大黄　气味苦、寒，无毒。主下瘀血，血闭，寒热，破癥瘕积聚，留饮宿食，荡涤肠胃，推陈致新，通利水谷，调中化食，安和五脏。

陈修园曰：大黄色正黄而臭香，得土之正气正色，故专主脾胃之病。其气味苦寒，故主下泄。凡血瘀而闭，则为寒热；腹中结块，有形可征曰癥，忽聚忽散曰瘕；五脏为积，六腑为聚，以及留饮宿食，得大黄攻下，皆能已之。自"荡涤肠胃"下五句，是申明大黄之效，

---

[1] 咽喉：原作"喉咽"，据敦厚堂本改。

末一句是总结上四句，又大申大黄之奇效也。意谓人只知大黄荡涤肠胃，功在推陈，抑知推陈即所以致新乎？人知大黄通利水谷，功在化食，抑知化食即所以调中乎？且五脏皆禀气于胃，胃得大黄运化之力而安和，而五脏亦得安和矣。此《本经》所以有黄良之名也。有生用者，有用清酒洗者。

桃仁

桃仁　气味苦、甘、平，无毒。主瘀血，血闭，癥瘕邪气，杀小虫。双仁者，大毒。

陈修园曰：桃仁气平为金气，味苦为火味，味甘为土味。所以泻多而补少者，以气平主降，味苦主泄，甘味之少，不能与之为敌也。

徐灵胎曰：桃得三月春和之气以生，而花色最鲜明似血。故凡血郁血结之疾，不能调和畅达者，此能入于其中而和之散之。然其生血之功少而去瘀之功多者，何也？盖桃核本非血类，故不能有所补益。若瘀瘕皆已败之血，非生气不能流通。桃之生气皆在于仁，而味苦又能开泄，故能逐旧而不伤新也。

旋覆花

旋覆花　气味咸、温，有小毒。主结气，胁下满，惊悸，除水，去五脏间寒热，补中益气。

陈修园曰：旋覆花气温，禀风气而主散；味咸，得水味润下而软坚。味胜于气，故以味为主。惟其软坚，故结气、胁下满等证，皆能已之；惟其润下，故停水、惊悸及五脏郁滞而生寒热等证，皆能已之。

借咸降之力，上者下之，水气行，痰气消，而中气自然受补矣。《本经》名金沸草，《尔雅》名盗庚，七八月开花，如金钱菊，相传叶上露水滴地即生。

桔梗

桔梗　气味辛、微温，有小毒。主胸胁痛如刀刺，腹满，肠鸣幽幽，惊恐悸气。

张隐庵曰：桔梗治少阳之胁满，上焦之胸痹，中焦之肠鸣，下焦之腹满。又惊则气上，恐则气下，悸则动中，是桔梗为气分之药，上中下皆可治也。张元素不参经义，谓桔梗乃舟楫之药，载诸药而不沉。今人熟念在口，终身不忘，以元素杜撰之言为是，则《本经》几可废矣！医门豪杰之士能明神农之《本经》，轩岐之《灵》《素》，仲祖之《论》《略》，则千百方书皆为糟粕。设未能也，必为方书所囿，而蒙蔽一生矣。可畏哉！

葶苈

葶苈　气[1]味辛寒。主癥瘕积聚结气水饮所结之疾，饮食寒热，破坚逐邪亦皆水气之疾，通利水道肺气降则水道自通。

徐灵胎曰：葶苈滑润而香，专泻肺气。肺为水源，故能泻肺即能泻水。凡积聚寒热从水气来者，此药主之。

大黄之泻从中焦始，葶苈之泻从上焦始，故《伤寒论》中承气汤用大黄，而陷胸汤用葶苈也。

---

[1] 气：原脱，据本书体例补。

连翘

连翘　气味苦、平。主寒热，鼠瘘，瘰疬，痈肿，恶疮，瘿瘤，结热，蛊毒。

夏枯草

夏枯草　气味苦、辛、寒。主寒热，瘰疬，鼠瘘，头疮，破癥，散瘿，结气，脚肿，湿痹，轻身。

代赭石

代赭石　气味苦、寒，无毒。主鬼疰，贼风，蛊毒，杀精物恶鬼，腹中毒邪气，女子赤沃漏下。

述：代赭石气寒入肾，味苦无毒入心。肾为坎水，代赭气寒益肾，则肾水中一阳上升；心为离火，代赭味苦益心，则心火中一阴下降。水升火降，阴阳互藏其宅，而天地位矣。故鬼疰、贼风、精魅恶鬼，以及蛊毒、腹中邪毒，皆可主之。肾主二便，心主血，血热则赤沃漏下，苦寒清心，心肾相交，所以主女子赤沃漏下。仲景代赭旋覆花汤[1]用之极少，后人昧其理而重用之，且赖之以镇纳诸气，皆荒经之过也。

卷四

---

[1]　代赭旋覆花汤：《伤寒论》原作"旋覆代赭汤"。

本草附录

附录:《别录》《唐本草》《拾遗》《药性》《海藏》《蜀本》《开宝》《图经》《日华》《补遗》。

何首乌

何首乌 气味苦、温,无毒。主瘰疬,消痈肿,疗头面风疮,治五痔,止心痛,益血气,黑髭发,悦颜色。久服长筋骨,益精髓,延年不老,亦治妇人产后及带下诸疾。《开宝》

陈修园曰:后世增入药品,余多置而弗论,惟何首乌于久疟久痢多取用之。盖疟少阳之邪也,久而不愈,少阳之气惯为疟邪所侮,俯首不敢与争,任其出入往来,绝无忌惮。纵旧邪已退,而新邪复乘虚入之,则为疟。纵新邪未入,而营卫不调之气,自袭于少阳之界,亦为疟。首乌妙在直入少阳之经,其气甚雄,雄则足以折疟邪之势;其味甚涩,涩则足以堵疟邪之路。邪若未净者,佐以柴、苓、橘、半;邪若已净者,佐以参、术、芪、归,一二剂效矣。设初疟而即用之,则闭门逐寇,其害有不可胜言者矣。久痢亦用之者,以土气久陷,当于少阳求其生发之气也;亦以首乌之味最苦而涩,苦以坚其肾,涩以固其脱。宜温者,与姜、附同用;宜凉者,与芩、连同用,亦捷法也。此外,如疽疮、五痔之病,则取其蔓延而通经络。瘰疬之病,则取其入少阳之经。精滑、泄泻、崩漏之病,则取其涩以固脱。若谓首乌滋阴补肾,能乌须发,益气血,悦颜色,长筋骨,益精髓,延年,皆耳食之误也。凡物之能滋润者，必其脂液之多也；物之能补养者，必气味之和也。试问：涩滞如首乌，何以能滋？苦劣如首乌，何以能补？今之医辈竟奉为补药上品者，盖惑于李时珍《纲目》不寒不燥，功居地黄之上之说也。余二十年来，目击受害者比比。以医为苍生之司命，不敢避好辩之名也。

延胡索

延胡索　气味辛、温，无毒。主破血，妇人月经不调，腹中结块，崩中淋露，产后诸血证，血晕，暴血冲上，因损下血。煮酒或酒磨服。《开宝》

肉豆蔻

肉豆蔻　气味辛、温，无毒。主温中，消食，止泄，治精冷，心腹胀痛，霍乱，中恶，鬼气，冷疰，呕沫，冷气，小儿乳霍。《开宝》

补骨脂

补骨脂　气味辛、温，无毒。主五劳七伤，风虚冷，骨髓伤败，肾冷精流，及妇人血气，堕胎。《开宝》

陈修园曰：堕胎者，言其人素有堕胎之病，以此药治之，非谓以此药堕之也。上文"主"字，直贯至此。盖胎借脾气以长，借肾气以举，此药温补脾肾，所以大有固胎之功。数百年来，误以黄芩为安胎之品，遂疑温药碍胎，见《开宝》有"堕胎"两字，遂以"堕"字不

卷四

作病情解，另作药功解，与上文不相连贯。李濒湖、汪切庵、叶天士辈因之，贻害千古。或问《本经》牛膝本文亦有"堕胎"二字，岂非以"堕"字作药功解乎？曰彼顶"逐血气"句来，唯其善逐，所以善堕。古书错综变化，难与执一不通者道。

白豆蔻

白豆蔻　气味辛温，无毒。主积冷气，止吐逆，反胃，消谷下气。《开宝》

缩砂仁

缩砂仁　气味辛、涩、温，无毒。主虚劳冷泻，宿食不消，赤白泄痢，腹中虚痛，下气。《开宝》

郁金

郁金　气味苦、寒，无毒。主血积，下气，生肌止血，破恶血，血淋，尿血，金疮。《唐本》[1]

陈修园曰：时医徇名有二误：一曰生脉散，因其有"生脉"二字，每用之以救脉脱，入咽少顷，脉未生而人已死矣；一曰郁金，因其命名为"郁"，往往取治于气郁之证，数服之后，气郁未解，而血脱立至矣。医道不明，到处皆然，而江、浙、闽、粤尤其甚者。

――――――――――

[1]《唐本》：即《唐本草》。下文同。

神曲

神曲　气味辛、甘、温，无毒。主化水谷宿食，癥结积聚，健脾暖胃。《药性》

陈修园曰：凡曲蘖皆主化谷，谷积服此便消。或鼻中如闻酒香，《药性》所言主治，亦不外此。癥结积聚者，水谷之积久而成也。健脾暖胃者，化水谷之效也。除化水谷之外，并无他长。今人以之常服，且云祛百病，怪甚！考造曲之法：六月六日，是六神聚会之日，用白曲百斤，青蒿、苍耳、野蓼各自然汁三升，杏仁研泥、赤小豆为末各三升，以配青龙、白虎、朱雀、玄武、勾陈、螣蛇六神，通和作饼，麻叶或楮叶包罯，如造酱黄法，待生黄衣，晒干收之。陈久者良。药用六种，以配六神聚会之日，罯发黄衣作曲，故名六神曲。今人除去"六"字，只名神曲，任意加至数十味，无非克破之药，大伤元气，且有百草神曲，害人更甚！近日通行福建神曲，其方于六神本方中，去赤小豆，恶其易蛀，加五苓散料、平胃散料及麦芽、谷芽、使君子、榧子、大黄、黄芩、大腹皮、砂仁、白蔻、丁香、木香、藿香、香附、良姜、芍药、防风、秦艽、羌活、独活、川芎、苏叶、荆芥、防己[1]、党参、茯苓、莱菔子、苡米、木通、茶叶、干姜、干葛、枳椇、山楂、槟榔、青皮、木瓜、薄荷、蝉蜕、桃仁、红花、三棱、莪术、郁金、菖蒲、柴胡、菊花等为末，制为方块，以草罯发黄衣晒干。此方杂乱无序，误人匪浅，而竟盛行一时者，皆误信招牌上夸张等语。而惯以肥甘自奉之辈，单服此克化之品，未尝不痛快一时，而损伤元气，

卷四

---

[1] 防己：原作"防"，疑后脱"己"字，今补出。

人自不觉。若以入方，则古人之方，立法不苟，岂堪此杂乱之药碍此碍彼乎？且以药末合五谷，罨造发黄而为曲，只取其速于酿化、除消导之外，并无他长，何以统治百病？且表散之品，因罨发而失其辛香之气；攻坚之品，以罨发而失其雄入之权；补养之药，气味中和，以罨发而变为臭腐秽浊之物，伤脾妨胃，更不待言，明者自知。余临证二十年，而泉州一带，先救误服神曲之害者，十居其七。如感冒病，宜审经以发散，若服神曲，则里气以攻伐而虚，表邪随虚而入里矣。伤食新病，宜助胃以克化；伤食颇久，宜承气以攻下。若服神曲，则酿成甜酸秽腐之味，滞于中焦，漫无出路，则为恶心胀痛矣。吐泻是阴阳不交，泄泻是水谷不分，赤白痢是湿热下注，噎膈是贲门干槁，翻胃是命门火衰，痰饮是水气泛溢，与神曲更无干涉。若误服之，轻则致重，重则致死，可不慎哉！惟范志字号药品精，制法妙，余与吴先生名条光同年，因知其详，可恨市中多假其字号，宜细辨之。

藿香

藿香　气味辛、甘、温，无毒。主风水毒肿，去恶气，止霍乱，心腹痛。《别录》

前胡

前胡　气味苦、寒，无毒。主痰满，胸胁中痞，心腹结气，风头痛，去痰，下气。治伤寒寒热，推陈致新，明目益精。《别录》

红花

红花　气味辛、温，无毒。主产后血晕口噤，腹内恶血不尽，绞痛，胎死腹中，并酒煮服，亦主蛊毒。《开宝》

香附

香附　气味甘、微寒，无毒。除胸中热，充皮毛。久服令人益气，长须眉。《别录》

金樱子

金樱子　气味酸、涩，无毒。主脾泄下痢，止小便利，涩精气。久服令人耐寒，轻身。

茯神

茯神　气平、味甘，无毒。主辟不祥，疗风眩风虚，五劳口干，止惊悸，多恚怒，善忘，开心益智，安魂魄，养精神。《别录》

张隐庵曰：离松根而生者为茯苓，抱松根而生者为茯神，总以茯苓为胜。

茯苓皮、茯神木，后人收用，各有主治，然皆糟粕之药，并无精华之气，不足重也。

丁香

丁香　气味辛、温，无毒。主温脾胃，止霍乱，壅胀，风毒，诸种齿疳䘌，能发诸香。《开宝》

蜀椒

蜀椒　气味辛、温，有毒。主邪气咳逆，温中，逐骨节皮肤死肌，寒湿痹痛，下气。久服头不白，轻身增年。去闭口，去目。椒目同巴豆、菖蒲、松脂、黄蜡为挺，纳耳中，治聋。

沉香

沉香　气味辛、微温，无毒。疗风水毒肿，去恶风。《别录》

乌药

乌药　气味辛、温，无毒。主中恶，心腹痛，蛊毒，疰忤鬼气，宿食不消，天行疫瘴，膀胱肾间冷气攻冲背膂，妇人血气，小儿腹中诸虫[1]。《拾遗》

---

[1] 虫：原作"蛊"，据《证类本草》改。

琥珀

琥珀　气味甘、平，无毒。主安五脏，定魂魄，杀精魅邪气，消瘀血，通五淋。《别录》

竹茹

竹茹　气味甘、微寒，无毒。主呕哕，温气，寒热，吐血，崩中。《别录》

张隐庵曰：此以竹之脉络而通人之脉络也。人身脉络不和，则吐逆而为热矣。脉络不和，则或寒或热矣。充肤热肉，淡渗皮毛之血，不循行于脉络，则上吐血而下崩中矣。竹茹通脉络，皆能治之。

竹沥

竹沥　气味甘、大寒，无毒。疗暴中风，风痹，胸中大热，止烦闷，消渴，劳复。《别录》

青橘皮

青橘皮　气味苦、辛、温，无毒。主气滞，下食，破积结及膈气。《图经》

木瓜

木瓜　气味酸、温，无毒。主湿痹脚气，霍乱大吐下，转筋不止。《别录》

枇杷叶

枇杷叶　气味苦、平，无毒。主卒哕不止，下气。刷去毛。《别录》

龙眼肉

龙眼肉　气味甘、平，无毒。主五脏邪气，安志，厌食，除蛊毒，去三虫。久服强魂，聪明，轻身，不老，通神明。《别录》

山楂子

山楂子　气味酸、冷，无毒。煮汁服，止水痢，沐头洗身，治疮痒。

小麦

小麦　气味甘、寒，无毒。主除客热，止烦渴咽燥，利小便，养肝气，止漏血唾血，令女人易孕。《别录》

马料豆

马料豆　气味甘、平，无毒。生研涂痈肿，煮汁杀鬼毒，止痛。久服令人身重。

绿豆

绿豆　气味甘、寒，无毒。主丹毒，烦热，风疹，药石发动，热气奔豚。生研绞汁服，亦煮食，消肿下气，压热，解石，用之勿去皮，令人小壅。《开宝》

扁豆

扁豆　气味甘、微温，无毒。主和中下气。《别录》

谷芽附麦芽、黍芽、豆黄卷

谷芽　气味苦、温，无毒。主寒中，下气，除热。《别录》

陈修园曰：凡物逢春萌芽而渐生长。今取干谷透发其芽，更能达木气以制化脾土，故能消导米谷积滞。推之麦芽、黍芽、大豆黄卷，性皆相近。而麦春长夏成，尤得木火之气。凡怫郁致成膨膈等症，用之最妙。人但知其消谷，不知其疏肝，是犹称骥以力也。

豆豉

豆豉　气味苦、寒，无毒。主伤寒头痛寒热，瘴气恶毒，烦躁满闷，虚劳喘吸，两脚疼冷。《别录》

饴糖

饴糖　气味甘、大温，无毒。主补虚乏，止渴，去血。《别录》

薄荷

薄荷　气味辛、温，无毒。主贼风伤寒，发汗，恶气，心腹胀满，霍乱，宿食不消，下气。煮汁服，亦堪生食。《唐本》

香薷

香薷　气味辛、微温，无毒。主霍乱腹痛吐下，散水肿。《别录》

白芥子

白芥子　气味辛、温，无毒。发汗，主胸膈痰冷，上气，面目黄赤。醋研，敷射工毒。《别录》

五灵脂

五灵脂　气味甘、温，无毒。主疗心腹冷气，小儿五疳，辟疫，治肠风，通利血脉，女子月闭。酒研。

虎骨

虎骨　气味辛、微热，无毒。主邪恶气，杀鬼疰毒，止惊悸，治恶疮，鼠瘘。头骨尤良。《别录》

小茴香

小茴香　气味辛、温，无毒。主小儿气胀，霍乱呕逆，腹冷，不下食，两筋痞满。《拾遗》

土茯苓

土茯苓　气味甘、淡、平，无毒。主治食之当谷不饥，调中止泄，健行不睡藏器；治拘挛骨痛，恶疮痈肿，解汞、银朱[1]毒时珍。

---

[1]　朱：原作"米"，据《本草纲目》改。

萆薢

萆薢　气味苦、平，无毒。主腰脊痛，强骨节，风寒湿周痹，恶疮不瘳，热气《本经》；伤中，恚怒，阴痿失溺，老人五缓，关节老血。《别录》

槟榔

槟榔　气味苦、辛、涩、温，无毒。主消谷逐水，除痰癖，杀三虫，伏尸，疗寸白。《别录》

牵牛子

牵牛子　气味苦、寒，有毒。主下气，疗脚满，水胀，除风毒，利小便。《别录》

陈修园曰：大毒大破之药，不堪以疗内病。惟杨梅疮，或毒发周身，或结于一处，甚则阴器剥，鼻柱坏，囟溃不合。其病多从阴器而入，亦必使之从阴器而出也。法用牵牛研取头末，以土茯苓自然汁泛丸，又以烧裩散为衣。每服一钱，生槐蕊四钱，以土茯苓汤送下，一日三服。服半月效。

忍冬

忍冬　气味甘、温，无毒。主寒热，身肿。久服轻身，长年益寿。《别录》

陈修园曰：气温得春气而入肝，味甘得土味而入胃。何以知入胃不入脾？以此物质轻味薄，偏走阳分，胃为阳土也。其主寒热者，忍冬延蔓善走，花开黄白二色，黄入营分，白入卫分，营卫调而寒热之病愈矣。其主身肿者，以风木之气伤于中土，内则病胀，外则病肿。昔人统名为蛊，取卦象山风之义。忍冬甘入胃，胃为艮土，艮为山；温入肝，肝为风木巽为风。内能使土木合德，外能使营卫和谐，所以善治之也。久服长年益寿者，夸其安内调外之功也。至于疮毒、肿毒等证，时医重其功，而《别录》反未言及者，以外科诸效，特疏风祛湿、调和营卫之余事耳。

马兜铃

马兜铃　气味苦、寒，无毒。主肺热咳嗽，痰结喘促，血痔瘘疮。《开宝》

陈修园曰：气寒得水气入肾，味苦得火味入心。虽云无毒，而偏寒之性，多服必令吐利不止也。《内经》云：肺喜温而恶寒。若《开宝》所云肺热咳嗽为绝少之证，且所主咳嗽痰结喘促症与血痔瘘疮外症，同一施治，其为凉泻攻坚之性无疑。今人惑于钱乙补肺阿胶散一方，取用以治虚嗽，百服百死。

钩藤

钩藤　气味微寒，无毒。主小儿寒热，十二惊痫。《别录》

人乳

人乳　气味甘、咸、平，无毒。主补五脏，令人肥白悦泽。《别录》

小便

小便　气味咸、寒，无毒。疗寒热，头痛，温气。童男者尤良。《别录》

按：虻虫、水蛭及芫花、大戟、甘遂等不常用之药，集隘不能具载。柯韵伯抵当汤、十枣汤方论极妙，宜熟读之。